AF308600

LE MALADE
SOURCE DE CONTAGION

DANS

LA FIÈVRE TYPHOÏDE

PAR

Le Dr René ROGER

ANCIEN EXTERNE DES HOPITAUX DE PARIS
MÉDAILLE DE BRONZE DE L'ASSISTANCE PUBLIQUE

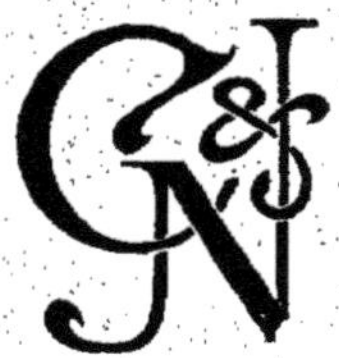

PARIS

GEORGES CARRÉ ET C. NAUD, ÉDITEURS

3, RUE RACINE, 3

—

1900

LE MALADE

SOURCE DE CONTAGION

DANS

LA FIÈVRE TYPHOÏDE

PAR

Le Dr René ROGER

ANCIEN EXTERNE DES HOPITAUX DE PARIS
MÉDAILLE DE BRONZE DE L'ASSISTANCE PUBLIQUE

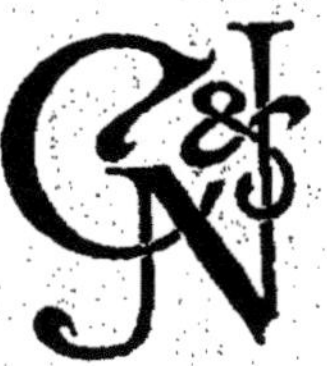

PARIS

GEORGES CARRÉ ET C. NAUD, ÉDITEURS

3, RUE RACINE, 3

—

1900

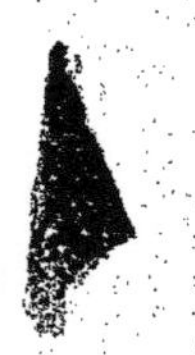

A LA MÉMOIRE DE MA MÈRE

A MES EXCELLENTS PARENTS

A MES AMIS

A MES MAITRES

A MON PRÉSIDENT DE THÈSE

M. LE PROFESSEUR DEBOVE

MÉDECIN DE L'HOPITAL BEAUJON
MEMBRE DE L'ACADÉMIE DE MÉDECINE
OFFICIER DE LA LÉGION D'HONNEUR

AVANT-PROPOS

Arrivé au terme de nos études médicales, nous avons à cœur de remercier tous ceux qui, à l'hôpital, nous ont aidé de leurs conseils et prodigué leur enseignement.

Nous avons gardé un excellent souvenir de MM. les Dʳˢ Rendu, Gérard-Marchant et Gaillard-Lacombe, dont, tout jeune étudiant, nous avons suivi le service,

Le temps, trop court à notre gré, que nous avons passé auprès de M. le Pʳ Berger, nous a permis d'apprécier les hautes qualités de ce maître consciencieux.

Pendant notre année d'externat à l'hospice des Enfants-Assistés, M. le Dʳ Kirmisson nous a initié à la pratique délicate de la chirurgie infantile. Nous l'en remercions bien vivement.

Que notre maître, M. le Dʳ Talamon, médecin de l'hôpital Bichat, veuille bien agréer l'hommage de notre profonde gratitude. Nous n'oublierons jamais ni les précieuses leçons, ni la bonté de ce maître, aussi modeste qu'érudit, qui n'a cessé de nous prodiguer les marques de sa bienveillance pendant les deux années que nous avons passées avec lui à l'hôpital Tenon, comme stagiaire d'abord, puis comme externe. En nous donnant l'idée de ce travail, il n'a fait qu'ajouter à la somme de reconnaissance que nous lui devons ; nous en garderons toujours le souvenir.

Remercions aussi MM. les Dʳˢ Bar et Budin qui nous ont initié à la pratique des accouchements.

M. le P' Rouix, dont nous avons suivi comme externe pendant un an l'enseignement si élevé a droit aussi à toute notre reconnaissance.

C'est avec le plus grand plaisir que nous nous rappelons le temps malheureusement trop court où nous avons été l'externe de M. le D' Dalché. Nous remercions ce maître aimable du cordial intérêt qu'il nous a témoigné.

M. le D' Roy, professeur à l'École dentaire et dentiste des hôpitaux, nous a enseigné les notions d'art dentaire que nous possédons; sous son habile direction nous nous sommes exercé à la pratique de cet art délicat. Ce nous est un plaisir de remercier le maître et l'ami.

M. le P' Debove a bien voulu accepter la présidence de notre thèse; nous lui sommes vivement reconnaissant du grand honneur qu'il nous fait.

DIVISION DU SUJET

Nous diviserons notre travail en trois parties :

Première Partie. — *Le malade source de contagion.*

a) Définition.
b) Historique.
c) Observations.
{ I. Cas isolés.
II. Épidémies de maison, de famille, de village.
III. Cas de contagion à l'hôpital.

Deuxième Partie. — *Mécanisme de la contagion.*

a) Le malade, source de contagion.
1° Par lui-même ;
2° Par l'atmosphère qui l'environne ;
3° Par son linge, ses vêtements, les objets à son usage en général ;
4° Par son habitation ;
5° Par l'intermédiaire d'une tierce personne qui transporte le contage hors du foyer créé par le malade ;
6° Par l'intermédiaire des latrines, cloaques et égouts, foyer secondaire créé par les produits pathologiques du malade ;
7° Par l'intermédiaire du sol, autre foyer secondaire.

b) Portes d'entrée du bacille dans l'organisme dans ces modes de contagion.

Troisième Partie. — *Fréquence de cette contagion. Conditions qui la favorisent. Conclusions. Prophylaxie.*

INDEX BIBLIOGRAPHIQUE.

PREMIÈRE PARTIE

LE MALADE, SOURCE DE CONTAGION

Définition

L'eau est le principal facteur étiologique de la fièvre typhoïde : elle seule doit être responsable de la plupart des cas, 90 fois sur 100, a dit M. le Pr Brouardel en 1887. L'expérience de tous les jours est bien faite pour nous confirmer dans cette idée : depuis que l'attention des médecins a été sollicitée en ce sens, les exemples d'épidémies dues à la pollution des eaux potables se multiplient : tout un quartier d'une ville est envahi par la fièvre typhoïde et la zone de maladie concorde avec celle de la distribution des eaux souillées ; à plusieurs reprises les habitants d'une maison sont atteints de dothiénentérie et l'eau retirée du puits contient le bacille d'Eberth.

Loin de nous donc la pensée, et nous insistons sur ce point, de refuser à l'eau ce rôle de facteur typhogène de premier ordre. Est-ce à dire qu'elle seule soit en cette occasion la coupable ? On conçoit que, par sa simplicité et sa précision, cette étiologie ait d'emblée séduit le plus grand nombre, et soit devenue pour beaucoup de médecins la formule pathogénique la plus générale de la fièvre typhoïde.

Nous hésitons cependant à partager cette intolérance, et nous pensons qu'il est d'autres modes de transmission de la maladie que l'eau polluée. « Tout en rendant un hommage sincère et mérité aux généreux efforts tentés dans ces derniers temps pour assurer aux centres populeux une eau de consommation irréprochable, dit M. Kelsch, nous ne croyons pas que ce progrès, si grand qu'il soit, suffise à l'extinction de la cruelle endémie de nos villes ». C'est qu'en effet, le bacille pathogène vit en permanence dans les milieux où nous nous agitons, et où sans le soupçonner nous risquons à chaque instant de le prendre, par des procédés aussi variés qu'imprévus.

Nous n'avons pas l'intention, dans ce travail, de fouiller dans tous ses détails ce côté de la question étiologique, ni de passer en revue tous les véhicules du contage autres que l'eau. La tâche serait lourde et nous entraînerait au delà des limites que nous nous sommes fixées.

Nous voudrions seulement montrer, ou plutôt rappeler ce fait qu'on semble trop négliger aujourd'hui, que le malade atteint de fièvre typhoïde est dangereux pour ceux qui, directement ou indirectement, sont en rapport avec lui. La cohabitation avec un de ces malades, son voisinage, les soins qu'on est appelé à lui donner, l'occupation d'un appartement qu'il a habité ou l'emploi de vêtements qu'il a portés entraînent avec eux des chances de contagion qui sont assez grandes.

C'est dans ce sens qu'il faut entendre le titre de notre travail : le malade, source de contagion. Celle-ci sera quelquefois immédiate, directe, au contact du malade, la contamination se faisant par la peau, les excréments, l'air respiré, le contact, etc. Elle sera plus souvent médiate, indirecte, par la conservation des germes dans l'appartement, dans le sol, dans les latrines, et par la dissémination de ces mêmes germes par l'air, par le linge, les vêtements ou une tierce personne qui restera indemne, etc., etc.

Historique.

Cette question de la contagion de la fièvre typhoïde, si longtemps discutée, a passé par différentes phases qu'il est intéressant de rappeler, parce qu'à propos de chaque variation, on retrouve l'influence des doctrines médicales régnantes.

Ce n'est qu'au commencement de ce siècle que la fièvre typhoïde fut nettement dégagée des affections avec lesquelles on la confondait jusqu'alors, et dès cette époque la question de sa propagation souleva des controverses.

À Bretonneau, médecin de l'hôpital de Tours, revient le mérite d'avoir appelé le premier l'attention sur la contagion de cette maladie.

Vers la même époque, le D' Leuret publiait des faits intéressants de contagion observés à Nancy pendant l'épidémie qui régna en 1828. Il cite l'observation d'un homme qui, placé à l'hôpital de Nancy à côté d'un typhoïdique, fut bientôt atteint de la maladie, et aussi les observations de deux infirmières frappées pour avoir donné des soins au premier malade.

En 1834, Gendron, médecin à Château-du-Loir, se montre nettement contagionniste dans son beau mémoire intitulé : *Recherches sur les épidémies des petites localités*, dans lequel il étudie la transmission de la dothiénentérie :

1° A un seul individu ;

2° A plusieurs individus de la même famille ;

3° Dans les hameaux, les bourgs et les petites villes.

« Quel que soit le principe contagieux de la fièvre typhoïde, dit-il, il nous est démontré que cette maladie se transmet :

1° Directement et 2° Indirectement	Par contact immédiat et Par contact médial

1° Directe immédiate, des malades aux gardes-malades, c'est la plus ordinaire ; 2° directe médiate, du malade à ceux qui le visitent ou l'approchent, sans le toucher ; 3° indirecte immédiate, elle a lieu sous l'influence d'un contact immédiat avec les effets qu'ont portés les malades ; 4° indirecte médiate, par celle-ci la maladie se propage hors du foyer des malades, à des individus qui n'ont eu de rapport qu'avec des tiers, visiteurs ou gardes des malades, restés sains eux-mêmes. »

Mais déjà l'école de Paris se montrait réfractaire à l'idée de la contagion de la fièvre typhoïde. Pour Andral, l'affection n'avait aucun caractère contagieux. « Une fois développée, écrit-il, la fièvre typhoïde est-elle susceptible de se propager par contagion? Dans ces derniers temps, le Dr Bretonneau, M. Gendron et quelques autres médecins ont soutenu que la dothiénentérie était une affection éminemment contagieuse. Nous ne nions pas les faits cités par ces auteurs, mais ce que nous avançons avec assurance, c'est que jamais à Paris, soit dans les hôpitaux, soit hors des hôpitaux, nous n'avons reconnu à cette maladie le moindre caractère contagieux. »

Louis, dans ses *Recherches sur la fièvre typhoïde*, déclare que, dans toute sa carrière, il n'a observé que 3 cas de transmission de la fièvre typhoïde : il reconnaît cependant que la maladie s'est montrée plusieurs fois contagieuse dans les départements.

Chomel, en 19 ans, n'a connu que 4 cas contractés dans les salles de l'Hôtel-Dieu et il dit qu'en France, il n'y a pas plus d'un médecin sur cent qui la considère comme contagieuse.

Cependant, en province, le Dr Rueff signalait des faits de contagion dans une note sur une épidémie de fièvre typhoïde qui a régné, en 1832, à Bischofsheim, en Alsace. Putégnat à Lunéville, Forget à Strasbourg, Lombard et Fauconnet à Genève, Féron à Bayeux, Castella à Neufchâtel, observaient de nombreux cas de transmission de la fièvre typhoïde par contagion.

Enfin, en 1849, le Dr Piedvache (de Dinan) présentait à l'Académie un excellent mémoire, qui fut couronné, sur la contagiosité de la fièvre typhoïde. Après avoir cité et apprécié très impartialement les arguments pour ou contre la contagion, l'auteur arrive à cette conclusion que la maladie est contagieuse, mais seulement dans certaines conditions, et il admet en même temps que beaucoup de faits prouvent que ce phénomène n'a pas toujours lieu.

Ses conclusions sont les suivantes :

1° La fièvre typhoïde est contagieuse,

2° Pour que la contagion ait lieu, il faut :

A. Pour celui qui la donne, défaut de renouvellement de l'air qui l'entoure ;

B. Pour celui qui la reçoit, séjour plus ou moins prolongé auprès du malade, dans cet air non renouvelé.

Comme on le voit, pour tous ces auteurs, la propagation de la maladie se faisait de la manière qui nous occupe spécialement ici ; ils incriminaient surtout l'air entre autres modes de transmission. On ne soupçonnait pas encore l'eau de boisson et l'on comparait volontiers la contagion de la fièvre typhoïde à celle de la scarlatine ou de la variole, bien que pour celle-ci, en particulier, on affirmât sa plus grande virulence.

En 1856, W. Budd, dans le *The Lancet*, affirme que la contagion est la vérité fondamentale et maîtresse de l'histoire de la fièvre typhoïde : il proclame que le virus typhique est éliminé par les selles des malades et que les fosses d'aisances, les fumiers et les cloaques constituent un milieu d'ensemencement et de conservation de ce virus. C'est lui le véritable précurseur des bactériologistes actuels.

Griesinger, quoique moins exclusif, regarde également la contagion comme fréquemment démontrée par des preuves nombreuses et susceptibles « de satisfaire les exigences d'une saine critique ». Mais tous deux, ayant étudié avec soin la distribution des cas de dothiénentérie durant les épidémies, constataient déjà certaines relations entre la répartition de la maladie et l'approvisionnement en eau des localités atteintes. Ils ne faisaient cependant de l'eau qu'un mode accessoire de contagion, conservant au malade le rôle principal.

Bien des médecins, se trouvant en présence de cas dont l'enchaînement est insaisissable, tout en admettant la possibilité de la contagion, croyaient aussi à l'origine spontanée de la maladie, sous l'influence de causes d'ailleurs obscures. Ce fut l'ori-

gine de la théorie pythogénique dont Murchison fut le brillant
défenseur (1858). Cette question étant hors des limites de notre
sujet, nous ne nous attarderons pas à la développer ici. Bornons-nous à dire que, pour cet auteur, « la maladie peut naître
indépendamment d'un cas antérieur, par la fermentation des
matières fécales et peut-être d'autres matières organiques. » Il
serait oiseux d'ajouter que Murchison est absolument opposé à
la contagion directe, par le voisinage ou le contact du malade :
il se fonde pour cela sur ce qu'il a observé dans les hôpitaux où
les cas intérieurs sont rares, et encore dans ce cas sont-ils dus
à la pénétration dans l'eau de boisson de matières fécales ou
organiques en fermentation, ou à l'émanation de gaz putrides
provenant de cette fermentation.

A côté de cette théorie, Pettenkofer (de Münich), imagina
(1854-55) celle des oscillations de la nappe souterraine. « Je
ne sais, disait-il, quelle est la cause de la maladie ; mais je crois
pouvoir la rattacher à la variation du niveau de la nappe des
puits. Le rôle de ces variations est de permettre aux eaux souterraines d'humecter le sol et de se retirer en le laissant humide.
C'est quand il est ainsi convenablement humecté qu'il devient
dangereux. Trop de sécheresse du sol ou trop d'humidité
nuisent à l'éclosion de la maladie... Les abaissements du niveau
sont surtout importants parce qu'ils laissent émerger des matières organiques incapables de fermenter tant qu'elles sont baignées par l'eau. »

Ces trois théories de la contagion, de la spontanéité et des
oscillations de la nappe souterraine suffirent pendant une vingtaine d'années à expliquer tous les cas de fièvre typhoïde,
lorsque les premiers travaux des bactériologues, les recherches
sur la transmission du choléra amenèrent à penser que, toutes
les maladies transmissibles étant de nature parasitaire, la fièvre
typhoïde était elle aussi le résultat de l'introduction dans l'économie d'un miasme, d'un germe inconnu.

On ne s'en tint pas là et, par analogie avec ce qui se passe pour certains parasites de l'homme, on ne tarda pas à appliquer à ce germe inconnu la théorie des générations alternantes.

Déjà W. Budd, s'appuyant sur la distance de dates entre la maladie du contaminant et celle du contaminé, avait émis cette idée que, pour être infectantes, les selles des typhoïsants doivent être envahies par la putréfaction, afin que celle-ci mette en liberté le germe par destruction de son enveloppe, comme elle met en liberté certaines graines enfermées dans une capsule et qui ne germeraient pas sans cela.

Pettenkofer modifia sa théorie pour l'adapter à ces idées nouvelles : il admit que les germes contenus dans les selles quittaient le corps des malades à l'état inoffensif et qu'ils avaient besoin de mûrir dans un milieu approprié, dans le sol convenablement humide, aéré, saturé d'immondices, pour pouvoir reprendre leur puissance et infecter un individu nouveau. Les oscillations de la nappe avaient pour effet d'amener à la surface du sol, par le phénomène physique de la capillarité, les germes pathogènes.

Liebermeister renchérit encore : il prétendit qu'il n'existe pas dans la science une seule observation démontrant la contagion directe de la dothiénentérie et que toujours il a existé un foyer d'infection auquel il faut rapporter les cas successifs. Par foyer d'infection, il entendait le milieu quel qu'il soit, air, eau, sol, où le germe typhique aurait eu la facilité d'exécuter la série de ses transformations et où il subsiste, prêt à s'attaquer aux individus en état de réceptivité qui sont en rapport avec ce milieu.

M. Vallin, dans un article de la *Gazette hebdomadaire*, nous donne une idée exacte de l'état de la question à ce moment (1877) : « L'homme atteint de tænia ne peut transmettre directement le tænia à l'homme sain; il est nécessaire qu'un œuf fécondé, un embryon issu de ce ver achève dans un milieu spécial une phase ultérieure de son évolution, et c'est par l'intermédiaire d'un cysticerque ou d'un échinocoque que le tænia transmet le tænia. L'uredo rubigo a besoin de passer par une forme spéciale, le puccinia graminis, fertile uniquement sur l'épine-vinette, avant de reproduire l'œcidium berberidis, qui ne germe que sur les graminées et qui produit la rouille des blés. De même, les selles typhoïdes, au moment de leur émission, contiennent un germe inoffensif pour l'homme sain ; mais, si ce germe rencontre son milieu nécessaire, un sol imprégné d'humidité, de matières organiques en décomposition, il atteint en dehors du corps humain une phase plus avancée de son développement : au bout d'un certain temps, sous cette forme nouvelle, il est apte à vivre dans le corps de l'homme et à reproduire la maladie d'où il procède d'une façon indirecte ».

Cette théorie ne tendait rien moins qu'à détruire la possibilité de la transmission directe de la fièvre typhoïde de l'homme malade à l'homme sain : la maladie n'étant pas directement contagieuse, sans intermédiaire de temps et de lieu, il n'y avait rien à redouter du contact immédiat des malades, ni des selles fraîches qu'il expulse, aussi bien dans les salles d'un hôpital que dans une ferme à la campagne.

La prophylaxie de cette affection était donc différente : inutile d'isoler les typhoïsants des personnes saines : les visites aux malades peuvent être permises même aux enfants et aux jeunes gens. Il suffira de désinfecter les selles avant de les déverser dans les fosses d'aisances, de faire tremper les linges souillés de matières fécales dans des solutions antiseptiques.

Cependant, en 1880, Eberth, à l'aide de procédés particuliers de coloration, déterminait quelques-uns des caractères morphologiques du bacille qui porte son nom, et par là même donnait un premier coup à cette théorie. Du reste, la doctrine de la transmission de la dothiénentérie par l'eau potable commençant à prendre le pas sur toutes les autres, on en vint à rejeter la contagion par le malade au dernier plan, et les discussions auxquelles celle-ci avait donné lieu perdirent leur intérêt.

C'est en 1886 que M. Debove, lisant à la Société médicale

des Hôpitaux une observation personnelle, appela de nouveau l'attention sur ce mode particulier de la contagion de la fièvre typhoïde : « Nous ne sommes plus à l'époque où l'on niait la contagion de la fièvre typhoïde, dit-il, mais la contagion directe, c'est-à-dire par le simple contact avec les malades, a été niée. Les matières fécales contiennent bien le germe du contage, mais ce germe aurait besoin de se développer pour donner lieu à une dothiénentérie ; or, notre observation montre un cas de fièvre typhoïde sans qu'il y ait eu de foyer d'infection, ce qui est très important au point de vue des théories actuelles ». Cette observation souleva des discussions ardentes et M. Letulle fut chargé de présenter sur la contagion directe de la fièvre typhoïde un rapport qu'il terminait ainsi :

1° La contagiosité de la fièvre typhoïde ne pouvant plus être mise en doute, le mécanisme de la contagion reste encore discutable ;

2° La doctrine qui n'admet l'action pathogène des matières fécales typhiques qu'après une élaboration secondaire plus ou moins prolongée, cette doctrine de la contagion médiate ou immédiate paraît trop exclusive.

Peu à peu, à la suite de ces débats, les observations s'accumulèrent pour démontrer que la contagion directe était possible, que le malade est immédiatement dangereux.

Mais, encore une fois, l'influence des hygiénistes modernes a rejeté dans l'ombre tout ce côté pourtant intéressant de l'étiologie. Pour faire admettre par la masse cette idée que l'eau polluée est la principale cause de la fièvre typhoïde, on a dû aller jusqu'à l'exagération et l'opinion courante aujourd'hui, c'est la non-contagiosité de la maladie, la transmission se faisant toujours par l'eau ou les matières alimentaires souillées d'une façon quelconque par le bacille d'Eberth.

Quelques médecins cependant persistent à croire que le malade peut être par lui-même une source de contagion médiate ou immédiate, et à l'appui de leur opinion non seulement les faits contradictoires se multiplient, mais des expériences et des travaux de laboratoire démontrent que, lors d'une épidémie de fièvre typhoïde, ce n'est pas seulement dans l'eau qu'il faut chercher le bacille, mais qu'il existe tout autour de nous, dans les milieux les plus divers et quelquefois les moins soupçonnés.

Nous essaierons, dans ce travail, d'exposer quel est l'état actuel de cette question, heureux si nous pouvons contribuer à la résoudre dans ce sens.

Preuves que le malade est bien une source de contagion dans la fièvre typhoïde. — Observations.

Nous allons maintenant passer en revue une série d'observations empruntées aux auteurs les plus divers et qui viennent à l'appui de notre opinion, à savoir que le malade est bien une source de contagion pour ceux qui directement ou indirectement sont en rapport soit avec lui, soit avec les produits pathologiques qui émanent de lui.

Il est une remarque que nous voulons faire tout d'abord : il est extrêmement difficile, pour ne pas dire impossible, de fournir une preuve absolument à l'abri de toute critique en faveur de ce mode de contagion. Les partisans acharnés de l'étiologie hydrique auront beau jeu à vouloir fouiller dans leurs moindres détails les cas que nous allons relater. Aussi n'est-ce pas tant sur la précision absolue des faits que sur leur grand nombre que nous nous appuyons pour défendre notre idée. Il n'y a pas très longtemps que l'eau est connue pour être le véhicule le plus ordinaire de la fièvre typhoïde; à peine était-elle soupçonnée il y a 25 ans. D'autre part, il y a bien moins de temps encore que des procédés perfectionnés ont permis de reconnaître exactement dans l'eau polluée le bacille d'Eberth, et encore ne faudrait-il pas faire intervenir les théories qui veulent que ce dernier ne soit qu'une transformation du coli-bacille, devenu l'agent pathogène de la dothiénentérie.

Les remarques que nous venons de faire indiquent assez quel est le point faible de nos observations. Celles-ci, en effet, ne font pas toujours mention de la qualité de l'eau bue par les personnes que l'on accuse d'avoir été contagionnées d'une autre manière; mais les faits de ce genre sont véritablement trop nombreux pour qu'on les attribue à une simple coïncidence.

De même que l'épidémiologie avait enseigné que la fièvre typhoïde était contagieuse bien avant que la bactériologie en eût fourni la preuve, de même nous essaierons par l'étude synthétique des cas que nous allons rapporter, de faire naître la conviction que la maladie peut se transmettre autrement que par l'eau, mais bien par le malade, les objets à son usage, son voisinage, son habitation, etc.

Dans le choix que nous avons fait parmi les nombreuses observations fournies par les auteurs, nous avons toujours eu présentes à l'esprit les conditions exigées par le Pr Hirsch pour attribuer à l'eau la véhiculation du poison typhique, règles que nous rappellerons sommairement : 1° éclosion soudaine de cas multipliés qui, surtout au début de l'épidémie, se limitent à une partie de la population, à un groupe qui emprunte son approvisionnement d'eau à une certaine source ; 2° constatation de la souillure de cette source par des matières fécales contenant le bacille ; 3° constatation que le groupe atteint partage avec la population restée saine les mêmes conditions de climatologie, d'habitation, de sol et d'hygiène générale et ne s'en distingue que par l'eau impure ; 4° cessation de l'épidémie avec la fermeture de la source incriminée. Le Pr J. Arnould a ajouté une cinquième condition : que l'épidémie n'éclate pas trop longtemps après le moment où la souillure de l'eau s'est réalisée. Toutes les observations qui nous ont paru ou que nous avons soupçonnées pouvoir être placées dans cette catégorie, obéir à ces conditions, ont été soigneusement éliminées.

Enfin, pour les étudier avec profit et dans le but d'en faire un examen méthodique, nous avons groupé nos cas en trois chapitres distincts. Dans le premier, nous classons les cas isolés de contagion par le malade et le milieu ambiant: dans un deuxième, les faits ayant trait à des épidémies de maison, de famille, de village, de même origine; enfin, le troisième groupe comprendra les cas de contagion hospitalière qui nous paraissent à bon droit rentrer pour la plupart dans notre cadre. Nous discuterons, chemin faisant, la valeur de ces divers faits au point de vue strictement étroit de la contagion qui nous occupe.

I. — *Cas isolés.*

Nous empruntons à Bretonneau le premier exemple :

OBSERVATION I. — A une époque où la dothiénentérie n'avait pas été rencontrée à Tours depuis plusieurs mois, j'eus l'occasion de voir dans une pension un enfant qui, au 26ᵉ jour, mourut d'une perforation intestinale. Le malade fut isolé et cette précaution put empêcher la maladie de se propager dans le pensionnat ; mais comment imaginer que l'affection à laquelle il succomba ne se fût pas développée spontanément ? Depuis longtemps, j'avais renoncé à demander à cet égard des renseignements, lorsque la mère du malade, la seule personne à laquelle j'avais craint de m'adresser, me dit qu'elle se reprochait d'avoir laissé coucher son fils, quelques jours avant qu'il ne tombât malade, avec un autre de ses enfants qu'elle avait ramené de Nantes, convalescent d'une fièvre typhoïde.

Où le jeune malade aurait-il pris sa maladie, sinon auprès de son frère convalescent, puisque la maladie ne régnait pas à Tours et que l'eau ne doit par conséquent pas être mise en cause.

Gendron, de Château-du-Loir, rapporte plusieurs faits analogues :

OBSERVATION II. — M. La Guérinière arrive à Château-du-Loir le 17 janvier 1833, au 11ᵉ jour d'une dothiénentérie. Il venait de la ville de Pré-en-Pail. Retenu par des parents à Château-du-Loir, ce malade est confié à mes soins. Le médecin qui l'accompagnait m'assura que dans l'endroit qu'ils avaient quitté, il n'y avait point d'épidémie et que le cas de M. La G... était isolé.

Madame La G..., 30 ans, bien constituée, donnait des soins continuels à son mari : elle couchait la nuit sur un lit de sangle qui le matin servait au mari malade pendant qu'on préparait son lit ordinaire. Du 17 janvier au 25, Madame La G... conserva une très bonne apparence de santé ; le 25, au bout de 8 jours, elle commença à accuser les symptômes d'une fièvre typhoïde qui évolua normalement et guérit.

Cette observation nous paraît probante : il n'y avait pas de cas de maladie à Pré-en-Pail : il n'y en avait pas non plus à Château-du-Loir ; pas un des autres parents de M. La G... n'a contracté la fièvre typhoïde. La seule objection qu'on puisse faire, c'est que cette dame avait puisé le germe à la même source que son mari : mais il serait bien extraordinaire qu'il ait fallu à ce germe 21 jours de plus pour infecter cette personne. Il est bien plus rationnel de rapporter ce cas à une contagion directe.

OBSERVATION III. — Larose, 25 ans, domestique dans un moulin, est pris d'une dothiénentérie grave : sa sœur vint lui donner des soins, et lorsque le malade fut rétabli, elle retourna à une lieue de là où elle demeurait. Les cohabitants de Larose ne furent pas malades, mais sa sœur, peu de jours après être rentrée chez elle, fit une fièvre typhoïde grave, dont elle se rétablit lentement.

OBSERVATION IV. — M⁰ᵉ P... est atteinte de dothiénentérie : trois médecins la visitent, son mari est fréquemment dans sa chambre, deux demoiselles s'y présentent de temps en temps, mais rarement d'après les ordres du père : sa sœur, mademoiselle D..., 35 ans, est constamment près d'elle, veille à tous ses besoins, l'aide à changer son linge : c'est elle seule que la maladie atteint.

Dans ces deux observations, nous voyons que seuls les gens qui soignaient les malades ont été atteints. Pourtant ces personnes devaient boire la même eau que les cohabitants de Larose et de Madame P... ; et cependant pas un de ces cohabitants n'a eu la maladie. Il semble donc bien que c'est le malade qui a contagionné ses gardes.

Piedvache cite quelques faits qui sont aussi intéressants :

OBSERVATION V. — M. Colin, élève au petit séminaire de Dinan, âgé de 15 ans, ressentit en quittant sa famille, les premiers symptômes de la fièvre typhoïde qui régnait alors dans son pays. Il s'alita deux jours après son arrivée, dans les premiers jours d'octobre 1839. Il fut placé dans une chambre isolée du reste de l'établissement. Cette pièce est peu spacieuse, éclairée par une fenêtre seulement et contient deux lits. La maladie dura quatre semaines et fut modérée. La garde-malade, aux soins de qui ce jeune homme était confié, couchait dans le lit voisin. Les soins de propreté n'étaient nullement négligés et pendant le jour, on aérait. Quoique âgée de 58 ans, la garde contracta la fièvre typhoïde au commencement de novembre. Sa maladie dura 20 jours. Il n'y avait alors aucun autre cas dans la ville. Les autres élèves du séminaire n'eurent avec leur camarade que des rapports indirects ; il fut visité par les professeurs dont plusieurs n'avaient pas eu la fièvre, par les domestiques : personne ne fut atteint dans l'établissement.

OBSERVATION VI. — M. H... fut atteint de fièvre typhoïde en décembre 1839. Il habitait une chambre spacieuse, bien aérée, dans une maison occupée par plusieurs autres pensionnaires. Son état ne fut jamais bien grave. Par précaution seulement une domestique de 24 ans couchait sur un canapé placé dans la chambre. Quelques jours après celui où M. H... entra en convalescence, cette domestique sentit les atteintes de la maladie. C'était en janvier 1840 ; le fièvre typhoïde ne sévissait pas en ville. Les commensaux de M. H..., ses amis, le visitèrent souvent, passèrent dans sa chambre de longues heures ; aucun ne fut malade. La domestique à qui il la communiqua la transmit à une femme qui venait la soigner et la veiller.

OBSERVATION VII. — Madame F...., 40 ans, du bourg de Guenroc, fut atteinte de fièvre typhoïde en mai 1846 ; elle y succomba au bout d'une vingtaine de jours. Une fille du pays, Claire Leforestier, 34 ans, resta constamment auprès d'elle, la veilla, la soigna, la pansa. Quelques jours après la mort de Madame F... elle fut aussi prise de la maladie. Ces deux personnes furent, à cette époque, les deux seuls malades du bourg et de la commune de Guenroc. M. F...., 4 enfants de 3 à 10 ans, une domestique qui entraient souvent dans la chambre de la malade ne furent pas atteints.

Ces trois observations semblent calquées l'une sur l'autre. Seules les gardes-malades sont atteintes : pourtant l'eau qu'elles buvaient était certainement la même dont faisaient usage, dans le premier cas, tous les élèves du séminaire, dans le second les autres pensionnaires de la maison où M. H... était malade, dans le troisième M. F..., ses enfants et sa domestique. Comment ne pas incriminer là encore l'influence directe du malade ? Il ne faut pas oublier de plus, que dans tous ces cas, il ne régnait pas d'épidémie dans les lieux où s'est opérée cette transmission.

Nous empruntons à Murchison l'observation suivante ; rappelons que déjà cet auteur accuse l'eau potable dans la plupart des cas ; s'il ne l'incrimine pas ici, c'est qu'elle n'est réellement pas en cause.

Observation VIII. — Il y a quelques années, deux jeunes gens se rencontrèrent à Londres. L'un, A..., venait de l'île de Wight où il n'y avait pas de fièvre ; B... venait d'un village dans lequel la fièvre sévissait ; il était malade au moment de la rencontre. Tous les deux allèrent à Édimbourg où B... eut une attaque bien caractérisée de fièvre typhoïde. A... vivait dans la même maison et soignait B... ; il fut aussi atteint de la maladie, quoique toutes les autres personnes de la maison y eussent échappé.

Signalons cette coïncidence au moins singulière si l'on se refuse à voir là un cas de contagion par le malade ; personne n'est atteint dans la maison que celui qui soigne le typhoïsant et il n'y a pas d'épidémie dans le pays.

Le Dr Alison, de Baccarat, rapporte aussi de nombreux cas de contagion : nous ne retiendrons que ceux-ci :

Observation IX. — « Marie Guéry, 15 ans, prend la fièvre typhoïde le 1er septembre 1878, huit mois environ après la disparition de la maladie dans son village. Or cette enfant couchait dans la même chambre et dans le même lit qu'occupait avant sa mort la femme Gaillard, décédée huit mois auparavant à la suite de la dothiénentérie. Aucun ruisseau, aucune eau de boisson ne pouvait être accusée de contenir des matières spécifiques ; aucune sortie dans le village ni dans les environs n'a été faite par cette pauvre petite qui, seule de tous ses frères et sœurs, restait à la maison sans sortir.

Observation X. — « La petite Joséphine Deveney, 11 ans, de Vacqueville, est atteinte, au printemps de 1878, d'une fièvre typhoïde de moyenne intensité. Or, si l'on réfléchit que l'eau de consommation destinée à tous les membres de cette famille, étant puisée à une fontaine communale, soigneusement aménagée, est exempte de toute souillure, qu'enfin Joséphine couche avec sa sœur aînée qui fut gravement frappée de la maladie en 1876, dans une chambre aux murailles de laquelle sont suspendus des vêtements dont beaucoup existaient déjà à cette époque et ont été imprégnés du contagium, on sera tenté d'admettre que l'habitation de la famille Deveney et principalement les vêtements ont pu recéler et conserver les germes typhoïdiques.

Si, dans ces deux cas, le malade ne peut être directement accusé, l'habitation, les vêtements et la literie qu'il a infectés semblent avoir été les véhicules indiscutables du contage.

Observation XI. — Adeline G...., 19 ans, habitant la maison voisine de celle occupée par la famille Parnier dont la fille avait été gravement atteinte le 10 juin 1877, prend la fièvre typhoïde dans ce milieu dans le mois de janvier 1878. Clémence Parnier tomba malade le 10 juin 1877, sa maladie resta isolée jusqu'au mois de janvier 1878, date de la maladie d'Adeline G.... Pour les deux familles, l'eau de consommation, puisée à une fontaine captée avec grand soin, ne pouvait être suspectée, le permanganate de potasse n'y fait du reste découvrir aucune impureté organique. D'autre part, tous les jours et à chaque instant, Adeline G..., va dans la maison de la famille Parnier, et comme les déjections de cette dernière sont jetées sur un tas de fumier placé devant la maison et qui se trouve distant de quelques mètres seulement de la maison G..., on peut dire que les rapports de cette jeune fille avec les matières typhoïdiques provenant de la fille Parnier ont été incessants et directs. De plus, Adeline n'était pas sortie du village depuis plusieurs semaines, et elle n'avait eu aucune relation avec un autre milieu ou sujet contaminé.

Nous pouvons donc admettre que cette jeune fille a pris le germe de sa maladie dans le milieu développé dans et autour de la maison Parnier.

L'observation suivante n'est pas moins intéressante :

Observation XII. — La femme Briot, 32 ans, habitant Merviler, est atteinte de fièvre typhoïde le 15 février 1878. Une fontaine communale fournit la seule eau de boisson dont fasse usage la famille Briot ; cette eau est exempte de toute souillure. La maison Briot est, depuis un temps immémorial, indemne de toute atteinte typhique. Si, à ces faits, nous ajoutons que la femme Briot n'est pas sortie du village depuis 3 mois, qu'elle n'a reçu dans sa maison aucune personne entachée de fièvre typhoïde, qu'au contraire, elle allait et venait plusieurs fois par jour chez Martin, dont l'habitation était proche, et dont le fils était revenu se faire soigner dans sa famille d'une dothiénentérie prise autre part, nous pourrons admettre que la femme Briot a dû prendre le germe de sa maladie dans le milieu contagieux développé par le jeune Martin qui avait importé sa maladie chez ses parents.

Cette observation semble bien être un bel exemple de la contagion par la fréquentation du malade et du milieu qui l'environne, atmosphère ou objets.

Le Dr Ducourtioux a communiqué au Dr Quinquaud le fait suivant :

OBSERVATION XIII. — Un homme de 27 ans, de la commune de Naillot, demeurant à Paris, fut atteint dans cette dernière ville de fièvre typhoïde. Après huit jours de maladie, il revint chez lui. La maladie suivit son cours et à la fin d'août il était convalescent. Il n'y avait ni dans tout le village, ni dans toute la contrée, aucun autre cas. Sa jeune femme, 22 ans, fut atteinte dans les premiers jours de septembre d'une fièvre typhoïde grave.

Il n'y a guère d'objection à faire dans ce cas ; nous ne savons pas, il est vrai, quelle eau buvait cette femme, mais il serait bien étonnant qu'elle seule eût bu de cette eau, pour qui connaît les habitudes de la campagne où plusieurs familles s'abreuvent à la même source ; et alors pourquoi seule aurait-elle été atteinte ?

Dans le bulletin de la Société médicale d'Angers, nous relevons ce cas :

OBSERVATION XIV (résumée). — Au courant d'une épidémie d'origine nettement hydrique constatée parmi les élèves d'un collège (à Beaupréau) on relève un cas de contagion directe. L'épidémie avait débuté du 4 au 10 janvier 1890 et cessé brusquement après que la source fut fermée le 14 janvier. — Or, vers le 8 février, une sœur de la lingerie qui a participé aux soins de quatre sœurs malades a été prise d'une fièvre assez bénigne, avec taches rosées apparues le 14 février. — Sachant quelles précautions antiseptiques ont été prises pendant la maladie des sœurs, ayant constaté par nous-même tous les soins de propreté dont elles ont été entourées, pour le linge, les meubles, les appartements, ce cas léger est peut-être le seul qu'on puisse attribuer à une contagion vraie, par les voies respiratoires.

Si l'on n'admet pas la contagion par les malades dans ce cas, il faudrait donc penser que l'incubation de la maladie a duré trois semaines de plus chez cette sœur que chez toutes les autres personnes atteintes, ce qui paraît bien improbable. Ce cas nous semble donc des plus probants.

Terminons enfin ce long exposé par l'observation suivante :

Observation XV (Personnelle). — Une jeune fille de 21 ans, X..., domestique, entre à l'hôpital Bichat le 1er novembre 1899 pour une fièvre typhoïde qui a débuté le 27 octobre par des syncopes, de la courbature générale et des vomissements.

La malade raconte qu'elle a soigné sa patronne qui a été malade depuis le 15 août environ d'une fièvre muqueuse, et qui est aujourd'hui convalescente. Elle vidait les bassins, faisait le lit et veillait à tous les soins de propreté. Elle se lavait les mains soigneusement à chaque repas et ne mangeait jamais dans la chambre de la malade. D'autre part elle n'était pas sortie depuis longtemps déjà et ne se rappelle pas avoir pris de repas en dehors de chez ses maîtres depuis aussi longtemps. Personne d'autre n'a été malade dans la maison habitée par ses patrons. Cette fièvre typhoïde a évolué normalement avec des symptômes pulmonaires assez accentués. La malade a guéri.

Voici un cas qui semble bien devoir être porté à l'actif de la contagion par le malade ou le milieu ambiant. Pourquoi, si l'eau devait être mise en cause, la domestique aurait-elle attendu deux mois de plus que sa patronne pour être infectée, et pourquoi personne d'autre n'a-t-il été atteint dans la maison, où l'on buvait la même eau, provenant, croyons-nous, de la distribution municipale ?

Citons enfin, avant de terminer ce chapitre, le fait suivant rapporté par Homolle : Blake raconte que deux jeunes dames contractèrent la fièvre typhoïde pendant une courte visite qu'elles firent à un typhique. Autour d'elles, ceux-là seuls furent atteints qui les approchèrent de la façon la plus immédiate ; les autres personnes qui buvaient la même eau et vivaient dans les mêmes conditions, mais n'eurent pas de rapport avec les malades, restèrent indemnes.

II. — *Épidémies de famille, de maison, de village.* — Nous venons de passer en revue une série de cas isolés de contagion par le malade ou le milieu qui l'environne ; comme il était facile de le supposer, c'est en partie à des gens constamment en contact avec le typhoïdique que la maladie s'est attaquée. Nous allons maintenant rapporter des cas où le malade a été une source de contagion, non seulement pour un individu, mais aussi pour deux, trois personnes et même plus d'une famille, d'une maison et d'un village tout entier.

C'est à Bretonneau que nous emprunterons le premier exemple, du reste bien connu.

Observation XVI. — Une épidémie de fièvre typhoïde sévissant sur les élèves de La Flèche, ceux-ci sont licenciés. Six sont malades à Versailles chez leurs parents. Cette maladie ne régnait pas alors à Versailles. Parmi les personnes qui donnaient des soins, parmi celles mêmes qui ne faisaient que visiter les malades, plusieurs furent affectées de cette maladie et la communiquèrent à d'autres. J'ai su que l'un des élèves la donna à sa sœur, celle-ci à sa femme de chambre et cette dernière à une amie qui venait la visiter.

Comment expliquer cette succession de cas survenus à la suite de l'arrivée à Versailles de malades, sinon par la contagion telle que nous l'entendons ? L'eau ne doit pas être incriminée, puisqu'il n'y avait pas d'épidémie à ce moment.

Le Dr Dumas relate dans ces termes une épidémie de famille qu'il a observée en 1882, à Cette :

Observation XVII. — Je viens d'être témoin de trois cas de fièvre typhoïde survenus dans une famille, qui démontrent la contagiosité de cette fièvre. J'ai eu à soigner le père, la mère et la fille.

1° Père âgé de 45 ans ; il travaille aux fumiers de la ville, où il passe ses journées. Il est tombé malade dans la première quinzaine du mois de juillet dernier, et, après une période prodromique de quelques jours, il a dû garder le lit. Les symptômes de la dothiénentérie ont été très marqués et la guérison n'est pas encore complète.

2° Le malade était au 18° ou 20° jour de sa maladie, lorsque sa femme âgée de 39 ans qui, aidée de sa fille, l'avait constamment soigné, est atteinte à son tour. Inutile de décrire les symptômes de sa maladie, à laquelle elle succomba.

3° La pauvre mère était couchée depuis 10 jours environ, quand la fille âgée de 20 ans, fut prise. Elle offrit bientôt tous les symptômes classiques de la typhoïde, qui fut assez grave.

Cette famille compte un quatrième membre, un fils vivant sous le même toit et qui n'a pas été atteint. Mais je dois dire que ce jeune homme, commis dans un bureau, restait peu à la maison et couchait seul dans une chambre petite mais aérée et isolée de celle des malades ; il ne prenait pas toujours ses repas chez lui. L'appartement occupé au 3° étage par cette famille est très sain, très aéré, et chaque malade occupait une chambre petite, mais isolée. Les lieux étaient bien tenus. Me méfiant de la contagion j'avais, dès le début de la maladie du père, donné quelques conseils aux deux femmes afin de les y soustraire. J'ajouterai que cette maison est habitée par plusieurs locataires, deux à chaque étage et qu'il n'y a pas eu d'autres cas parmi eux.

Comment s'est développée cette petite épidémie de famille, ajoute l'auteur? Il ne me semble pas douteux que le père ait contracté sa maladie en travaillant aux fumiers de la ville qui contenaient des matières fécales sans doute typhoïdiques. A Cette, en effet, beaucoup de maisons étant dépourvues de lieux d'aisances, les déjections sont recueillies par des tombereaux *ad hoc*. Quant aux deux femmes, elles ne quittaient pas le malade, lui donnaient les soins les plus intimes et de tous les instants ; elles ont en outre maintes fois lavé les linges salis par lui. Pour peu qu'elles fussent prédisposées par leurs fatigues physiques et morales, il est évident qu'elles se trouvaient dans les conditions les plus favorables pour la contagion. Si le mode intime de celle-ci reste obscur, le fait n'en est pas moins évident et ne saurait être contesté. Comment interpréter autrement que ne l'a fait l'auteur, cette épidémie? L'eau, bien qu'il n'en parle pas, ne doit pas être mise en cause ; en effet le fils qui le plus souvent prend ses repas avec sa famille, les gens qui habitent la maison n'ont pas eu à souffrir de la maladie. Combien simple est cet enchaînement de cas si l'on admet le malade comme source directe de la contagion.

Le Dr Lardier raconte également une épidémie qui sévit dans sa propre famille :

OBSERVATION XVIII (Résumée). — Au commencement de septembre 1885, la belle-mère de l'auteur, Mme G..., 55 ans, fut prise de fièvre typhoïde. L'état de la ville (Rambervilliers) était excellent : il n'y avait, à cette époque, qu'un seul cas de la même maladie ayant frappé un jeune homme de 15 ans, soigné également par le Dr Lardier.

. L'origine de cette maladie infectieuse échappait aux recherches du médecin. Toutefois, la fenêtre de la cuisine de la dame G... donnait sur un tas d'immondices qui répandaient aux alentours des émanations parfois très nauséabondes. Le propriétaire de ce dépotoir y déversait régulièrement les détritus et les matières fécales de tous les habitants du voisinage. Je m'étais fait au sujet de cette affection, dit l'auteur, une opinion bien arrêtée et je croyais, avec bon nombre d'observateurs, que la fièvre typhoïde se propageait par les voies digestives plutôt que par les voies respiratoires. Ne pouvant incriminer l'eau, j'avais bien été obligé d'admettre que le voisinage de ce tas d'ordures était la cause de la maladie.

Quelques jours plus tard, la bonne de Mme G... fut atteinte à son tour d'une façon bénigne.

Les deux malades n'étaient pas encore entrées en convalescence quand l'une des filles de Mme G..., Mme X..., vint passer quelques semaines auprès de sa mère ; cette dame allaitait un enfant ; elle fut malade ainsi que la bonne qui l'accompagnait. Et cependant cette jeune dame venait de quitter son pays, dans la Haute-Saône, absolument indemne, dans lequel, j'ai reçu des renseignements précis à cet égard, aucun cas de fièvre typhoïde n'avait été signalé depuis fort longtemps. C'est environ 15 jours après leur arrivée à Rambervilliers que ces deux personnes tombèrent malades. Presque au même moment, un des enfants du D' Lardier, âgé de 7 ans, qui, dès le début de la maladie de sa grand'mère, Mme G..., avait passé plusieurs jours chez elle, y avait mangé et couché, fut pris des mêmes accidents. Cet enfant avait bien manifestement contracté son mal chez sa grand'mère, dans cette maison qui, véritable foyer épidémique, comptait déjà quatre victimes. Cela renversait un peu l'opinion que je m'étais faite au sujet de la contagion de la fièvre typhoïde, dit le D' Lardier, mais les faits étant de toute évidence, mon opinion se brisait devant eux.

Le 16 octobre, le jeune fils dont nous parlons tombait malade ; la mère soigna son fils et la maladie ne l'épargna pas. Il serait bien difficile de nier la contagion dans ce cas nouveau. En effet, je dirigeais moi-même la désinfection des appartements, des garde-robes, des linges souillés par l'enfant. Les soins les plus attentifs ont été pris au sujet de l'alimentation et, par surcroît de précautions, l'eau de boisson fut exclusivement minérale. J'espérais que ces mesures suffiraient à préserver les autres habitants, mais il n'en devait pas être ainsi ; et le 1er janvier la fièvre typhoïde éclatait chez le fils aîné, et se terminait par la guérison. Il n'y eut pas d'autre cas dans toute la ville.

Que peut-on reprocher à cette observation ? L'auteur, partisan bien arrêté de l'étiologie par l'eau de boisson, n'a pu trouver l'origine de l'épidémie et malgré l'emploi d'eau minérale a vu le mal se propager dans sa propre maison. Quels détours faudra-t-il prendre pour prouver que l'eau doit être rendue responsable de ce cas ? Combien plus rationnel d'admettre que le malade a transmis la dothiénentérie par l'un des modes que nous étudierons plus loin.

L'observation suivante, qui nous est fournie par le D' Gauthier (de Charolles), est un remarquable exemple d'épidémie de famille dans lequel le malade a été la source indubitable et directe de la contagion.

Observation XIX. — La famille Tissier, composée du père, de la mère, de sept garçons âgés de douze à vingt-huit ans, d'une fille âgée de seize ans, habite une ferme isolée de près d'un kilomètre de toute autre habitation. Le père, âgé de soixante-cinq ans, est né dans la ferme, n'y a jamais vu d'épidémie et déclare fièrement n'avoir pas eu besoin de médecin, ni pour lui, ni pour sa femme, ni pour les onze superbes enfants qu'il y a élevés.

La ferme, très bien aménagée, très proprement tenue, est située au milieu de pâturages, sur le versant d'un coteau au bas duquel coule une petite rivière. Le pays, éloigné de 15 kilomètres de la ville la plus voisine, n'a jamais été vu le foyer d'une épidémie de fièvre typhoïde.

Le 6 décembre 1885, un des fils (Claude), âgé de vingt-trois ans, qui n'habite pas la ferme et travaille de la profession de menuisier à Perrecy, petite localité distante de 20 kilomètres, est ramené à la ferme par son patron avec symptômes de la fièvre typhoïde. Il en a pris le germe à Perrecy, où sévit une épidémie et dans la maison même de son patron, dont la femme et la fille sont gravement atteintes. Sa profession de menuisier l'avait obligé deux fois à mettre dans le cercueil des personnes mortes de la maladie.

Appelé le 7, et, après avoir constaté l'existence d'une fièvre continue datant de quatre ou cinq jours, mais présentant déjà les caractères d'une fièvre typhoïde grave, le Dr G... conseilla les mesures hygiéniques les plus sévères. Dès le premier jour, on prit la précaution d'aller déposer les déjections du malade dans un trou creusé en plein champ, à 100 mètres de la maison et *au-dessous*, dans la direction de la rivière. Le puits servant à l'alimentation est placé à l'opposé, *au-dessus* de la maison. Le malade est couché dans la cuisine, grande pièce où se tient la famille pour prendre les repas et vaquer aux diverses occupations domestiques. Dans cette pièce couchent, en outre, le père et la mère, la jeune fille et le plus jeune garçon (Louis), âgé de douze ans. Dans une pièce voisine, séparée de la précédente par une simple cloison, couchent deux autres frères, Alexandre, âgé de vingt-huit ans, et Jean, âgé de dix-huit.

Le malade est soigné par la mère et la fille, et aussi par le plus jeune garçon, que son âge confine à la maison. Le père et les grands frères ne sont guère à la maison qu'aux heures des repas, étant occupés le reste du jour dans les étables et aux champs.

A la visite du 18, un des garçons (Pierre), âgé de vingt et un ans, se plaint de maux de tête, de courbature, de fièvre et s'alite le lendemain. Ce second malade couche dans une aile (aile sud) de l'habitation complétement séparée de la partie principale dont nous avons parlé. Il n'a approché son frère Claude qu'à l'heure des repas et quelquefois pour aider à le changer de lit.

Cinq jours après, la maladie se déclare chez un troisième garçon (François), âgé de vingt ans, qui couche dans la même chambre que le précédent. Celui-là n'a donné aucun soin au premier malade et ne l'a approché qu'au moment des repas ; mais il a continué à coucher dans la même chambre que Pierre.

Le 3 janvier, les deux frères, Jean et Alexandre, qui couchent dans la pièce contiguë à la cuisine et en communication constante avec celle-ci, sont atteints simultanément. Dans les derniers temps, ils ont été obligés de seconder leur mère et leur sœur dans les soins à donner aux trois premiers malades.

Le 10 janvier seulement, — trente-cinq jours après que le premier malade a apporté dans la principale pièce le germe de la fièvre typhoïde, — la fille et le jeune frère (Louis), qui ont séjourné continuellement dans cette pièce, sont obligés de s'aliter, atteints par le même mal que les cinq autres frères.

Le lendemain ou le surlendemain, un autre garçon (Jean-Marie), âgé de vingt-cinq ans, qui couche dans l'aile nord de l'habitation avec un de ses frères (dit Cadet), âgé de dix-neuf ans, est pris à son tour.

A cette date, le père, la mère et Cadet sont seuls indemnes. Une tante âgée de soixante ans, un frère âgé de trente-trois ans et un beau-frère âgé de trente ans, qui n'habitent pas la ferme, viennent alors donner leurs soins aux malades.

Le 18, le Dr G... trouve, à sa visite, le père et la mère alités depuis la veille.

Le 20, la tante, arrivée depuis 8 jours seulement dans le foyer infectieux, contracte la fièvre, et en même temps aussi Cadet qui jusque-là avait été indemne.

Il ne reste plus alors que le frère aîné et le beau-frère qui ne fait, lui, que de rares apparitions, obligé de vaquer à des occupations personnelles. Tout le voisinage est épouvanté : on fuit la ferme, et les douze malades restent sous la seule garde du fils aîné. Le brave homme, qui a quitté sa femme et ses enfants, suffit à tout : jour et nuit, il va d'un lit à l'autre, lave lui-même à la rivière les linges souillés de déjections, et continue cette œuvre de dévouement jusqu'au milieu de février. Seul, il fut épargné par le mal, étant resté près d'un mois au milieu de douze typhoïdiques.

Ajoutons qu'il n'y a pas eu de dissémination au dehors du principe morbifique, et que le foyer épidémique, importé dans la ferme, s'y est éteint sur place, aucun autre cas ne s'étant déclaré dans les villages environnants.

Que penser de cette brutale invasion ? L'eau n'a pourtant été pour rien dans cette affaire, et cependant la maladie a pris dès le début une marche rapide. La scarlatine, la variole ne se seraient pas autrement comportées en pareille occasion. Comme l'on comprend bien l'influence du malade, source de contagion, dans cet amas de vêtements et de linges contaminés, avec cette énorme quantité de matières fécales non désinfectées (on peut le croire, du moins, à la lecture de l'observation) qui, réduites en poussières, devaient remplir l'atmosphère de toute la maison de germes virulents !

Le Pr Deboye a rapporté aussi le fait suivant qui ne manque pas non plus d'intérêt :

OBSERVATION XX. — La famille L...., composée du père, de la mère et de six enfants, arrive à Paris le 15 novembre 1885.

Un enfant A...., âgé de dix ans, était un peu indisposé lors de son arrivée ; cette indisposition, prise d'abord pour une amygdalite, s'aggrave et le 20 novembre le malade était en pleine fièvre typhoïde (taches rosées, épistaxis, diarrhée, etc.).

Un enfant B...., âgé de quatorze ans, présente le 23 novembre un peu de fatigue ; le 28 novembre, la fièvre typhoïde devient évidente. Il meurt le 4 janvier, épuisé par la suppuration de vastes escarres.

Un enfant C...., âgé de huit ans, commence à présenter, le 29 novembre, les signes d'une maladie qui devient bientôt une fièvre typhoïde évidente.

Un enfant D...., âgé de onze ans, est encore atteint de fièvre typhoïde, et présente les premiers signes de la maladie le 17 décembre.

Un cinquième enfant E...., âgé de douze ans, ressent les premières atteintes du mal de ses frères le 29 décembre.

Le sixième enfant, une petite fille âgée de deux ans, a été épargné.

Le père et la mère sont bien portants. Les personnes qui les aident à soigner leurs malades sont également restées bien portantes.

La famille L... arrivait d'Aix, où il n'y avait pas en ce moment de grave épidémie, mais il y avait un certain nombre de cas. Le premier enfant avait pris dans cette ville le germe de son mal, car il était indisposé dès son arrivée à Paris ; sa maladie s'est progressivement aggravée, et n'a plus permis une erreur de diagnostic. Ce premier sujet a transmis son mal à ses frères, car si l'on peut soutenir que le second et le troisième enfants ont été contagionnés en même temps que le premier, on ne saurait en dire autant du quatrième et du cinquième qui ont présenté les premiers signes de la maladie les 17 et 29 décembre. Il nous paraît difficile de nier cette fois encore que le séjour des enfants dans le voisinage des malades a été la cause de la fièvre typhoïde. L'eau n'a même pas été mise en cause par M. Debove et il n'y avait du reste pas d'épidémie à ce moment-là.

Le Dr Rigot a aussi observé une épidémie de famille qu'on ne peut attribuer à l'eau de boisson :

OBSERVATION XXI. — M.... 51 ans, employé, est atteint de fièvre typhoïde. Il est soigné par ses deux filles, Louise 22 ans et Eugénie 24 ans. Le malade meurt au 32e jour de sa maladie ; le lendemain sa fille Louise entre à l'hôpital pour dothiénentérie. Pendant un mois elle a été en contact avec ce typhoïdique, qu'elle soignait nuit et jour. Elle est malade depuis deux semaines seulement. Il y a huit jours qu'elle est en traitement, quand sa sœur Eugénie entre elle-même à l'hôpital pour la même affection. Elles ont guéri toutes deux.

Trois personnes seulement approchaient le malade : la mère et les deux filles. La mère seule a échappé à la contagion ; elle est d'un âge assez avancé où la maladie est plus rare ; de plus elle s'occupait des travaux du ménage, approchait le malade de moins près et se surmenait moins, ce qui peut expliquer qu'elle soit restée indemne. Les deux filles, au contraire, ont payé leur tribut à la maladie. Continuellement en contact avec leur père, elles touchaient les linges souillés et pouvaient se contaminer plus facilement. De plus chez elles s'ajoutait une cause favorisant l'infection : le surmenage.

Rapprochons enfin de ces épidémies de maison l'observation d'une épidémie qui survint en décembre 1897 à l'École des officiers de Bucharest et dont le narrateur est le Dr J. Antoniu.

OBSERVATION XXII. — En tenant compte des cas légers qui se sont traduits par des formes très atténuées de l'infection typhique, sur un total de 300 élèves, 26 ont été atteints, et sur un effectif de 132 soldats, 2 seulement sont tombés malades. Cette disproportion s'explique aisément par l'agglomération qui existait dans le principal corps de bâtiment de l'école, occupé par les élèves dont le nombre, en vertu des nouvelles exigences de notre armée, a été doublé ces dernières années. Les soldats, qui occupaient un bâtiment séparé et ne se trouvaient pas dans d'aussi bonnes conditions que les élèves, n'ont cependant eu en réalité qu'un seul cas de dothiénentérie, l'autre ayant été observé chez un caporal qui passait son temps dans les dortoirs des élèves, pour veiller à la propreté. Comme élèves et soldats buvaient la même eau, cette considération permet d'exclure, pour l'épidémie en question, l'origine hydrique. J'ajouterai, pour être complet, que depuis quatre ans que je suis le médecin de cette école, je n'ai jamais vu un seul cas de fièvre typhoïde, soit parmi les élèves, soit parmi les soldats, que la maladie n'est apparue qu'à la rentrée des élèves, que le seul cas observé parmi les soldats est survenu en pleine évolution épidémique, et qu'enfin aucun autre cas n'a été constaté après le licenciement de l'école.

Quoique l'eau d'alimentation eût été soumise à l'ébullition dès l'apparition de la maladie, celle-ci n'en a pas moins continué à sévir parmi les élèves jusqu'à leur licenciement, ce qui prouve encore une fois que l'eau n'était pas en cause comme facteur étiologique.

La plupart des cas ont été observés dans deux dortoirs où la maladie a débuté presque en même temps, en frappant un élève dans chaque dortoir (les élèves X... et Y...).

Dans ces dortoirs l'agglomération était si considérable que les lits se touchaient. Or, en suivant la marche de la fièvre typhoïde, j'ai été surpris de voir qu'autour des lits de ces deux élèves la maladie se propageait de proche en proche. Cette propagation était surtout évidente autour du lit de l'élève X..., un des cas graves, mortel ; nous avons vu en effet les camarades de la même rangée de lits et ceux d'en face être frappés tour à tour ; il s'était formé là un nid typhique. La contagion s'est effectuée dès le début, car elle n'a pu être enrayée ni par l'isolement de l'élève X..., ni par la désinfection de sa literie. On doit admettre que la contagion s'est bien faite dans les dortoirs : en effet, tandis qu'au dortoir les élèves de 1re et de 2e années sont mélangés, tout le reste de la journée ils sont séparés complètement et bien que l'agglomération fût encore plus grande dans les amphithéâtres et les salles d'étude, aucun cas ne s'est déclaré de cette façon ; par conséquent, la marche de l'épidémie indique bien que la contagion a eu lieu dans les dortoirs où indistinctement élèves de 1re et de 2e années ont été frappés. La maladie avait été introduite dans l'école par les élèves X... et Y..., arrivant l'un d'une ville où sévissait la fièvre typhoïde, l'autre de Bucharest où il y avait eu une épidémie dans le courant de l'année.

Les épidémies de village ne sont pas moins intéressantes ;

elles sont un champ d'études des plus féconds pour l'observateur, parce que, dit M. Kelsch, dans leur cadre borné, elles présentent une grande simplification du problème étiologique. Dans les grandes villes où la fièvre typhoïde règne en permanence, où tous les groupes de la population sont continuellement mêlés, il est difficile de suivre la filiation des faits. Les petites localités, au contraire, ne refusent rien à l'investigation et l'observation s'y présente dans des conditions de simplicité très favorables à l'étude. L'exiguïté numérique de la population, la connaissance de ce qui se passe dans chaque habitation mettent le médecin à même de suivre la filiation des cas, depuis la naissance de la maladie, jusqu'à sa généralisation à travers le village.

Le Dr Finkler, de Bonn, a assisté à une épidémie de village qui montre bien que le malade est souvent une source de contagion, sans l'intermédiaire de l'eau potable :

Observation XXIII. — A Satzwey-sur-l'Eidel, une femme était atteinte de fièvre typhoïde et soignée par sa mère, la veuve T...., de Dollendorf. Cette femme, après la guérison de sa fille, retourna dans son pays à Dollendorf et s'y alita bientôt, atteinte de dothiénentérie. Depuis longtemps déjà, il n'y avait pas eu de cas dans le pays. Peu de jours après, le fils de cette femme s'alite à son tour : bientôt dans le voisinage de la maison T... s'alitent atteints de la maladie :

Dans la maison d'à côté, la femme du tailleur P...., et un jeune apprenti; dans la maison d'en face, les quatre enfants du journalier M...; dans la maison à côté de celle-ci, les 3 enfants de la veuve M...

Les dames P... et M... avaient alternativement veillé la femme T...

Dans la maison à côté de celle de T..., il se produisit bientôt cinq nouveaux cas : un enfant du jardinier M... d'un pays situé à un quart d'heure de Dollendorf, qui avait séjourné dans la maison T... et même couché avec la jeune femme qui avait été malade à Satzwey, contracta la fièvre typhoïde. Le Dr Funk qui soigna les malades affirme qu'il s'agit dans tous ces cas de contagion directe, vu l'impossibilité d'incriminer l'eau de boisson qui provenait de puits différents n'ayant entre eux aucun rapport.

De cette observation nous pourrons rapprocher celle du Dr Parisot. Celui-ci, partisan résolu de la contagion hydrique, eut l'occasion d'étudier dans les derniers jours du mois de juillet 1891 une épidémie de fièvre typhoïde à Forcelles-Saint-Georges, près Nancy. Nous lui laissons la parole :

OBSERVATION XXIV. — Le village de 216 habitants a un aspect général propre et ses maisons n'offrent aucune cause apparente d'insalubrité; la plupart d'entre elles sont contiguës à un jardin où se trouvent, suffisamment distants l'un de l'autre et sans communication, les puits et les fosses d'aisances. Les chambres sont largement aérées; les habitants boivent presque tous de l'eau de leur puits, et quelques-uns seulement usent d'une eau de source qui se trouve à l'une des extrémités du village. La fièvre typhoïde, avant cette année, y était presque inconnue.

Le premier cas qui se présenta fut celui d'un homme de 44 ans, nommé Merl..., qui fut atteint du 15 au 20 avril après avoir été à Selaincourt où règne la maladie; il a eu une fièvre typhoïde légère qui ne l'a obligé à garder le lit que pendant quinze jours. Pendant trois semaines, il est resté une bonne partie de la journée dans la chambre assis près de sa fenêtre ouverte. Ces détails sont utiles à connaître, si l'on songe qu'en face de sa maison, un homme de 35 ans, nommé Mar..., fut la deuxième victime de la dothiénentérie. Il passait chaque jour devant la demeure de l'autre, qui, malade encore, se trouvait à sa fenêtre, mais par suite d'une brouille survenue entre eux, il ne lui adressait jamais la parole et moins encore n'entrait dans sa maison. Le troisième cas est celui d'une jeune fille de 15 ans, nommée R... qui, liée avec la fille de Merl..., était venue à deux reprises différentes voir son amie sans approcher le malade. Elle habite un point du village très distant de la maison de Merl... Elle n'a ni bu, ni mangé chez ce dernier et la seule eau qu'elle buvait est celle du puits situé dans le jardin de son père. Entre le premier typhoïdique et les deux suivants, il n'y eut donc pas de contact direct et les ingesta (aliments, eau) ne peuvent être incriminés, la transmission de la maladie, contrairement à l'opinion que s'étaient faite quelques habitants, n'a donc pu s'effectuer que par l'air.

Les autres cas, au nombre d'une douzaine environ, n'ont eu, comme trait d'union que les relations des malades entre eux; c'est ainsi que deux beaux-frères de Mar... ont été atteints; or l'un habitait la maison du malade, l'autre vivait dans une maison éloignée, mais venait rendre visite à son parent. Deux jeunes filles, huit jours environ après être entrées dans la chambre d'une de leurs amies, morte de fièvre typhoïde, en furent également frappées; elles avaient pu avoir un contact direct avec le cadavre, puisqu'elles l'avaient paré suivant la coutume du pays.

D'après notre enquête, ajoute l'auteur, tous ceux qui furent frappés, sauf de rares exceptions, buvaient de l'eau de leur puits ; aussi sommes-nous obligés de conclure que dans ce village la genèse des cas ne souffre d'autre interprétation que la contagion par l'air et quelquefois par le contact direct.

Quelle est la valeur de cette observation ? Nous n'avons qu'à nous retrancher derrière la haute compétence du D' Parisot qui est professeur agrégé de la Faculté de médecine de Nancy et médecin des épidémies. Lui non plus du reste n'est pas partisan de la contagion par l'air : il ne la considère ici que comme un cas tout à fait exceptionnel.

Nous empruntons au D' Rousselot cet autre fait : il a trait à une épidémie qui a sévi sur la section de Dijon, à 3 kilomètres de Saint-Dié au cours de l'hiver de 1888-1889 : cette section, peu populeuse, est composée de quinze ou seize maisons de cultivateurs, presque toutes séparées les unes des autres et situées à droite et à gauche d'un chemin bien entretenu. La section est largement alimentée d'eau de source non suspecte et partout les conduites sont à l'abri de toute infiltration. Les eaux n'ont malheureusement pas été analysées à l'époque où sévissait la maladie, mais leur provenance, leur mode de canalisation ne permettaient pas d'en suspecter la pureté. D'ailleurs elles servaient aussi bien aux maisons contaminées qu'à celles restées indemnes, et de plus il fut possible de retrouver pour tous les cas le contact entre les malades et les individus sains. Les maisons ne sont pas insalubres. Aucun cas de fièvre typhoïde n'existait dans ce pays et n'y avait été constaté depuis longtemps.

Observation XXV. — Tout à coup un premier cas s'est déclaré dans la maison Surmély, une des plus propres et des plus spacieuses, chez une fille de 17 ans. Celle-ci, en distribuant son lait en ville, était entrée dans une maison où se trouvait le seul cas de fièvre typhoïde du quartier. Sa mère est ensuite atteinte, puis son père, puis un garçon de 16 ans, enfin une fille de 15 ans. Seule la mère a succombé. On ne buvait que de l'eau de source dans la maison ; mais on se refusait à isoler la première malade et l'on mangeait même dans sa chambre, malgré tous les conseils donnés. Dans la seule maison contiguë à la précédente, le sieur P...., qui visitait ses voisins, ressent les premières atteintes de la maladie, mais tout se borne à une forme légère et l'avertissement porte ses fruits, tout contact cesse et cette maison ne subit pas d'autres atteintes. Dans la ferme Gr...., distante de la maison Surmély d'au moins 400 mètres, un garçon de 15 ans est frappé et succombe ; cette maison est alimentée d'eau de source, à l'abri dans sa position, d'infiltrations suspectes, mais le garçon visitait chaque jour son camarade Surmély et pénétrait près des malades de la maison. Dans la maison Petitnicolas, un garçon de 20 ans, fut atteint ; on ne consomme que de l'eau de source dans cette maison, et le malade n'a fréquenté aucune des maisons contaminées, mais sa mère allait soigner les malades et procéder à la toilette des défunts. Ici, selon toute évidence, la mère, bien que n'ayant pas pris la maladie, a servi de véhicule au contage probablement par les vêtements. Dans la maison Ory, sise en face de la précédente, il y eut deux cas, un garçon de 11 ans et demi et une fille de 5 ans et demi, qui moururent tous deux. Le père qui, d'ailleurs, n'avait pris le conseil d'un médecin qu'une seule fois, laissait pénétrer librement sa fille près du malade qui, lui, avait été dans la maison Petitnicolas. Dans cette maison on ne consomme que de l'eau de source ; il n'y a pas de latrines, pas de dépôt de fumier. Enfin, dans une maison isolée également, mais sise à proximité de la maison Surmély, une fille de 12 ans fut atteinte et en dernier lieu une jeune femme dont le logement n'était pas bien éloigné de la maison Ory et qui venait prendre des nouvelles des deux enfants qui ont succombé dans cette maison, fut atteinte également.

Toutes les personnes atteintes avaient été en contact avec des malades et l'on n'observa aucun cas dans les maisons sises à proximité des maisons contaminées, mais où il ne s'était établi aucun rapport, aucun contact soit avec les malades, soit avec leur entourage. Remarquons que tous les sujets étaient très jeunes à l'exception d'un seul et d'un âge auquel la réceptivité est dans sa toute-puissance. Cette petite épidémie, ajoute l'auteur, contredit l'opinion de ceux qui veulent que la transmission d'individu à individu soit rare.

Le Dr Kuborn de Bruxelles, après une longue série d'épidémies dues à l'eau de boisson, rapporte le cas suivant :

OBSERVATION XXVI. — Les épidémies d'Ou et de Mirwart ne reconnaissent pas l'eau comme source de contamination. Mirwart jouit de conditions sanitaires des plus favorables ; les eaux y sont d'excellente qualité, les habitants d'une santé florissante.

Au commencement de mars, un sieur Théophile N...., âgé de 25 ans, chauffeur à Bruxelles, se trouvant indisposé, revint chez ses parents à Mirwart. Le lendemain il fut reconnu atteint de fièvre typhoïde par le médecin qui conseilla l'isolement. Toutes les précautions furent prises contre la contagion et l'on put rapporter à ces mesures la concentration de l'épidémie dans un groupe de quelques maisons. Dans le même laps de temps, on vit frappés les trois frères, puis la sœur et la mère du malade, bientôt après quatre voisins et deux adultes.

La propagation s'est faite sans autre intermédiaire que l'air atmosphérique commun aux malades et à des sujets bien portants avec une contagiosité d'une extrême puissance.

Avant de clore la série des épidémies de famille, de maison et de village, il nous paraît utile de citer les faits suivants rapportés par notre maître le D' Talamon dans la *Médecine moderne* :

Le D' John Priestley, médecin sanitaire de la paroisse de Lambeth, vient de publier toute une série de cas suivis de près qui démontrent que le rôle de la contagion dans la propagation de la fièvre typhoïde est plus important et plus fréquent qu'on ne l'admet généralement.

Dans un premier groupe, la maladie débuta par une femme chez laquelle on ne diagnostiqua que tardivement, au bout de quelques semaines, la fièvre typhoïde. Elle se transmit : 1° à un enfant vivant dans la même maison ; 2° à deux enfants d'une maison voisine dont l'un communiqua la maladie à un jeune homme qui couchait dans le même lit ; 3° à une femme amie et voisine de la première malade.

Dans le deuxième groupe, le point de départ est un homme atteint de symptômes mal définis dont on ne reconnaît la nature qu'au quatrième septénaire. Il infecte : 1° un logeur, demeurant dans la même maison ; 2° sa sœur, demeurant dans une rue voisine ; 3° un ami, habitant la même rue ; 4° un autre ami, de la même rue, dont la fille fut aussi atteinte ; 5° probablement aussi deux autres personnes habitant la même rue.

Une troisième série n'est pas moins instructive. Un homme meurt, probablement d'une dothiénentérie méconnue. Ses vêtements sont envoyés à sa belle-mère qui, la première, prend la maladie, puis successivement sa belle-sœur, son beau-frère et sa femme, tous habitant la même maison. L'enfant d'un ami, habitant la maison voisine, est infecté par la belle-sœur, de même qu'un autre petit garçon, condisciple du beau-frère, qu'on suppose avoir été contaminé par celui-ci.

Une minutieuse enquête a démontré au D' Priestley que ni l'eau, ni le lait, ni les aliments ne pouvaient être incriminés dans ces différents cas, et par exclusion, il conclut que la maladie n'a pu être transmise que par contact direct, de personne à personne, ou par contact indirect au moyen des vêtements, des objets usuels, etc.

Que devons-nous conclure de ces différentes observations, sinon que le rôle principal a été joué par la contagion directe ou indirecte du malade à la personne saine ? Étant donnés la promiscuité, le voisinage, les relations des personnes atteintes, étant donné que les individus frappés étaient souvent loin de prendre les mesures de désinfection nécessaires, il est certain que la maladie a pu se propager facilement par les mains, l'air ambiant, les ustensiles de cuisine, le transport par des tiers malades ou restés indemnes.

Enfin, pour terminer ce chapitre, rapprochons des observations précédentes les faits suivants qui peuvent rentrer dans le même cadre. C'est M. le D' Colin qui parle : « Au mois de septembre 1874, 8 000 hommes environ venaient camper à Pontgouin pour prendre part aux grandes manœuvres ; l'état sanitaire était très satisfaisant au moment de l'arrivée au camp. La fièvre typhoïde apparut à la fin du mois de septembre, à la suite de pluies persistantes qui avaient obligé les hommes à passer une grande partie de leur temps sous des tentes-abris. Les manœuvres terminées, les troupes regagnèrent leurs garnisons et y importèrent la fièvre typhoïde. Le 17e bataillon de chasseurs importa la fièvre typhoïde à Alençon, le 3e dragons à Chartres ; on observa de même à Laval et à Versailles, à la suite de la rentrée des troupes, des cas de fièvre typhoïde chez des hommes qui n'avaient pas pris part aux manœuvres.

Au mois de septembre 1875, la fièvre typhoïde a été importée dans la garnison de Compiègne par le 87e de ligne venant de Paris. Dès l'arrivée du 87e de ligne à Compiègne, 5 hommes de ce régiment entraient à l'hôpital pour fièvre typhoïde. L'épidémie se propageait au 13e dragons et au 54e de ligne, qui occupaient la même caserne que le 87e ; le 13e dragons et le 54e de ligne avaient joui jusque-là d'un état sanitaire irréprochable ».

Ajoutons aussi qu'en 1891, le 84e de ligne qui avait un bataillon à Landrecies et deux à Avesnes, l'a transmise à Maubeuge en février par les malades qu'il y envoyait et à Avesnes le 10 mars suivant. On observa des cas de transport bien nets à six localités voisines. L'emploi de l'eau bouillie ne put arrêter l'épidémie.

III. — Cas de contagion à l'hôpital.

Ce chapitre est d'une grande importance au point de vue qui nous occupe. Les cas de contagion nosocomiale, les cas intérieurs, comme on les appelle, sont loin d'être rares, et cependant on s'est refusé longtemps à les admettre. Aujourd'hui on est d'accord sur l'existence du mal, mais on ne sait pas exactement d'où il vient : les partisans de l'étiologie hydrique prétendent que les cas intérieurs ne sont que l'expression de la même influence qui fait régner la maladie sur les habitants de la ville où se trouve l'hôpital. « Trop souvent dans nos hôpitaux parisiens, disent MM. Brouardel et Thoinot, on trouve en jeu comme explication nette d'un soi-disant cas de contagion nosocomiale, un robinet d'eau de Seine. » L'argument ne manque pas évidemment de valeur. Mais il faut bien le dire, dans un certain nombre d'observations, ces explications se trouvent tout à fait en défaut. Elles sont trop exclusives et l'on est forcé, pour comprendre l'éclosion de certains cas intérieurs, de se renfermer pour ainsi dire, dans les salles de malades et de voir dans celles-ci une cause d'infection toute locale.

Combien de ces cas surviennent en effet en l'absence de toute épidémie régnante ! Et quand ils surviennent à l'occasion de la distribution d'une eau polluée, les cas se développent avec une fréquence beaucoup plus grande. Dans une note sur une petite épidémie de fièvre typhoïde qui a sévi à l'hôpital Beaujon, M. Fernet rapporte sept cas de dothiénentérie qui se sont développés en trois mois ; cette épidémie avait pour cause une eau de boisson empruntée à un robinet d'eau de Seine. Elle s'attaqua aux malades de chirurgie comme de médecine ; nous voyons de plus que ces cas ne se sont pas présentés isolément, deux surviennent dans les premiers jours d'août, trois les 15, 23 et 24 septembre et deux dans les premiers jours d'octobre. On reconnaît tout de suite l'influence d'une infection commune qui se généralise rapidement.

Or, le plus souvent, il n'en est pas ainsi : les cas restent plus ou moins isolés et ne portent que sur les personnes en rapport avec des typhoïdiques. Nous ne citerons ici que les exemples qui se prêteront le moins à la critique.

Déjà en 1828, Leuret disait avoir vu un dothiénentérique transporté à l'hôpital, communiquer sa maladie à un malade placé à côté de lui, et à deux infirmières qui lui avaient donné des soins.

Gendron rapporte aussi qu'une jeune fille de 20 ans, transportée à l'hospice de Château-du-Loir, au troisième septénaire d'une fièvre typhoïde grave, communiqua la maladie à une sœur, âgée de 15 ans, qui lui avait donné des soins très assidus.

Dans les Archives de médecine (1839) nous trouvons le fait suivant :

OBSERVATION XXVII. — Dans une des salles de l'Hôtel-Dieu sont couchés deux typhiques, l'un au n° 5, l'autre au n° 3 ; ils étaient arrivés l'un au dix-huitième, l'autre au douzième jour de leur maladie, quand au n° 4 on place un peintre en bâtiments, atteint d'une colique saturnine moyenne. Quelques jours suffisent à faire justice de cette dernière, mais bientôt, ce malheureux qui prolonge intempestivement son séjour à l'hôpital est pris d'une fièvre typhoïde à laquelle il succomba. L'autopsie vint vérifier le diagnostic.

Lombard et Fauconnet ont vu les infirmiers des salles de médecine atteints en proportion bien plus grande que celle de toutes les autres classes de la société. « En effet, sur trois infirmiers occupés dans les salles de médecine, un fut atteint il y a trois ou quatre ans, et quant aux infirmières dont le nombre n'est aussi que de trois, voici ce que nous avons remarqué : il y a trois ans l'une d'elles fut malade d'une fièvre typhoïde ; dans le courant de l'année 1841, où nous eûmes dans les salles un grand nombre de ces fièvres, une seconde fut atteinte de cette maladie. Une jeune fille qui la remplaça ne tarda pas à contracter la même affection, d'où l'on voit que sur un personnel très peu nombreux, et qui ne se renouvelle pas comme à Paris, nous avons observé une proportion considérable de cas dont l'origine contagieuse ne peut être révoquée en doute. Et si l'on joint à ce fait qu'il n'est aucun des employés des salles de chirurgie qui ait été atteint de fièvre typhoïde pendant le même espace de temps, nous aurons une nouvelle confirmation de ce que nous avançons ».

Le D⁢r Castella, médecin de l'hôpital de Neufchâtel, nous a communiqué quelques faits du même genre : « Deux malades qui étaient couchés dans les salles à côté de personnes atteintes de fièvre typhoïde, subirent également l'influence contagieuse et présentèrent tous les symptômes de la maladie. Une infirmière qui faisait le service dans ces mêmes salles fut également atteinte. »

Piedvache, après avoir cité nombre d'exemples de contagion dans les familles, reconnaît leur rareté dans les hôpitaux. « On en trouve cependant, dit-il, et alors la maladie frappe surtout les religieuses, les infirmières, c'est-à-dire les personnes qui, par les soins qu'elles donnent aux malades, vivent davantage dans leur atmosphère. »

Anglada, dans son *Traité de la contagion*, rapporte les faits suivants qu'il a observés à l'hôpital Saint-Éloi de Montpellier :

OBSERVATION XXVIII. — Un militaire, convalescent d'une dysenterie bilieuse, passait toutes ses journées auprès d'un de ses compatriotes atteint d'une fièvre typhoïde à forme ataxo-adynamique, lorsqu'il fut pris lui-même de la maladie, mais avec des symptômes moins graves, et dont il guérit.

OBSERVATION XXIX. — Le nommé Fau, natif de Montpellier, âgé de sept ans, était à l'hôpital depuis le mois de mai 1851 pour une hémiplégie droite, lorsque au mois d'octobre suivant, il fut pris d'une fièvre typhoïde qui fut confirmée de tous points après la mort par la nécropsie. Fau était toujours dans les salles où régnait la fièvre depuis plus de trois mois, lorsqu'il la contracta lui-même.

On ne peut invoquer ici ni l'âge, ni l'acclimatement : le jeune Fau, né à Montpellier, était depuis cinq mois à l'hôpital, et l'on sait que l'enfance semble exclure la dothiénentérie. N'est-il pas probable que cet enfant, soumis pendant plusieurs mois à l'action de la contagion et protégé par son âge même, a fini par subir l'impression sans cesse répétée du bacille ?

Griesinger dit aussi que les personnes qui soignent des malades atteints de fièvre typhoïde sont souvent frappées à leur tour ; parmi 194 femmes soignées à son hôpital, il y en eut neuf qui la contractèrent pendant qu'elles remplissaient leurs fonctions de gardes-malades, ou aussitôt après. La proportion, fait à noter, est considérable dans ce cas particulier.

Nous empruntons au Dr Saintin les observations suivantes :

OBSERVATION XXX. — Un soldat meurt à l'hôpital militaire de Thionville de fièvre typhoïde, dix jours après son entrée. L'autopsie confirma le diagnostic. Dans un lit voisin, se trouvait un autre militaire convalescent d'une hépatite légère qui, dès le lendemain de la mort de son camarade, se plaignit de malaise, de céphalalgie, de bourdonnements d'oreilles : il avait la dothiénentérie à laquelle il succomba le dix-huitième jour. L'autopsie confirma encore le diagnostic. L'infirmier de la salle qui, depuis deux mois seulement, faisait le service, ne tarda pas à garder le lit, étant atteint de cette même affection dont il guérit.

OBSERVATION XXXI. — Un soldat du 32ᵉ avait été placé pendant une maladie quelconque à l'hôpital de Phalsbourg dans une salle où se trouvait un camarade convalescent de fièvre typhoïde. A son dire, il n'avait jamais touché le malade, mais son lit était voisin du sien. Le 32ᵉ change de garnison et vient à Marsal ; trois jours après son arrivée à Marsal, notre homme est pris de frissons, de céphalalgie. Le lendemain nous constatons la dothiénentérie ; il en guérit. Il avait été traité à l'hôpital de Vic. Six jours avant de sortir, son voisin de droite, traité dans le même hôpital pour un point pleurétique droit, fut pris d'une fièvre à forme ataxo-adynamique grave dont il guérit cependant. L'infirmier qui était resté constamment à faire le service de cette salle pendant la maladie de ces deux militaires, ne tarda pas à ressentir les premières atteintes de la même affection, qui le tint au lit près de cinquante jours.

Murchison dit que les partisans de la contagiosité de la fièvre typhoïde ont invoqué à l'appui de leur opinion des faits de contagion chez des infirmiers et des domestiques. Il est inutile de rappeler que lui-même n'est pas partisan de cette théorie de la contagion et, dit-il, l'expérience hospitalière est peu favorable à cette opinion. Il n'en rapporte pas moins que MM. Bristowe et Holmes purent découvrir dans leur enquête officielle, en 1863, le cas de deux infirmières, à l'Hôpital libre, qui furent contagionnées en soignant des typhoïdiques. Sur 5 988 dothiénentéries qui furent admises en 23 ans au London Fever Hospital, il y eut 17 personnes habitant l'hôpital qui contractèrent la maladie ; une infirmière de l'hôpital King's College, âgée de 25 à 30 ans, mourut également dans ces conditions.

Pendant l'épidémie de 1872-73, le Dʳ Zimmermann a observé à l'hôpital de Bâle six ou huit cas de fièvre typhoïde chez des étudiants en médecine et chez des infirmiers, et plusieurs autres chez des malades entrés pour d'autres affections.

— 47 —

Les relevés de la clinique infantile de H. Roger signalent six cas de contagion hospitalière pour une période de huit années (1867-74) où l'on compte 531 admissions pour dothiénentérie. Plusieurs, parmi les petits, furent atteints presque simultanément, en 1875, après l'admission d'un typhique.

Le Dr Vallin signale, en 1875, sur 230 cas de fièvre typhoïde et 140 cas de fièvre continue (désignation s'appliquant à des typhoïdes légères). deux cas intérieurs chez un blessé et un convalescent de rougeole ; pendant l'épidémie de 1876, sur 300 cas et plus, il y eut 3 cas intérieurs ; deux se sont produits dans les salles de chirurgie, un dans une salle de médecine où se trouvaient des typhoïsants. En outre, trois infirmiers employés dans les salles prirent cette fièvre. Suivant M. Vallin, Liebermeister a noté 45 cas intérieurs à Bâle, sur 1900 cas de fièvre, soit 2.5 pour 100 environ.

En 1876, à l'hôpital militaire Saint-Martin, six infirmiers furent atteints et l'un d'eux, étudiant en médecine, succomba à une dothiénentérie qu'il avait évidemment contractée en soignant un malade gravement atteint.

A propos de l'épidémie de Vincennes (1876), M. Lauza écrit : « Les cas qui se sont produits à l'hôpital sur les infirmiers paraissent devoir être attribués à la contagion plus évidente ici qu'ailleurs. Aucun cas, depuis le commencement de l'année jusqu'au mois d'août, ne s'était produit. Le premier, au lieu de remonter à la fin de juillet, comme partout ailleurs, ne remonte qu'au 14 août, c'est-à-dire dix-huit jours après l'entrée des premiers typhiques qui étaient alors plus de 300. Aussi, c'est pendant l'encombrement de l'hôpital, au mois d'août, que sept cas se produisent : deux autres cas surviennent encore dans la première quinzaine de septembre. Cette proportion de 9.6 sur 100 est énorme, neuf cas et deux décès sur 120 hommes. »

Pendant cette épidémie, M. le Dr Masse a observé également deux cas intérieurs sur des malades entrés à l'hôpital militaire pour d'autres affections.

A l'hôpital de Lyon, service de M. Alix, un infirmier a été atteint.

Dans sa thèse inaugurale, le D' Bouchard (1879), à propos d'une épidémie de fièvre typhoïde à l'hôpital des Enfants-Malades, a observé trois cas intérieurs sur 68 malades : un des garçons, porté sur la statistique comme venant du dehors, rentrait dans le service en pleine attaque de dothiénentérie, quinze jours après en être sorti. Sa mère avait voulu l'emmener, bien qu'il fût un peu souffrant. La première fois il était entré pour un ictère catarrhal. L'autre garçon atteint était convalescent d'une anasarque essentielle : enfin un petite fille qui venait d'avoir la scarlatine.

Au D' Brugère nous empruntons ces faits :

Observation XXXII. — Salle Saint-Vincent, à la Charité, service de M. Laboulbène, au mois de décembre 1877, était couchée, au n° 13 bis, une jeune fille de 17 ans, atteinte de chorée ; elle était en traitement depuis un mois déjà, lorsqu'au n° 14, devenu vacant, entre une malade atteinte de fièvre typhoïde. Quatorze jours après l'arrivée de sa voisine, la jeune fille est prise de céphalalgie, de bourdonnements d'oreilles, d'épistaxis. La maladie se confirme et retient la malade au lit pendant deux mois.

Observation XXXIII. — Dans le service de M. Monneret, un homme de 29 ans, fort, robuste, bien constitué, n'ayant pas d'ouvrage, demande à être gardé quelques jours à l'hôpital. On le reçoit malgré les règlements. Il fut couché dans un lit occupé la veille par un convalescent de dothiénentérie qui était sorti guéri. Cet homme, qui faisait pendant la journée le service d'un infirmier, resta ainsi onze jours bien portant ; le douzième il éprouva les premiers symptômes de la fièvre typhoïde : lassitude, épistaxis, bourdonnements d'oreilles. Il succomba le 24° jour et l'autopsie confirma le diagnostic.

MM. Constan et Dubrulle racontent qu'un dragon, simulateur d'ankylose du genou, passait depuis près d'une année à se faire mettre en observation dans les hôpitaux. Après avoir séjourné au Val-de-Grâce, il revient à Chambéry (1880) avec la mention qu'il pouvait faire son service. Quinze jours après

il recommença ses manœuvres suspectes et rentra à l'hôpital.
Il y était depuis un mois lorsque éclata dans la garnison une
formidable épidémie de fièvre typhoïde. On fit sortir tous les
blessés pour ne loger que des typhoïsants. Il refusa de sortir,
vécut huit jours au milieu des dothiénentériques, fut atteint par
la maladie et mourut.

Dans le rapport de M. Colin sur la fièvre typhoïde dans
l'armée (1882), nous remarquons que sur les trente infirmiers
militaires employés à l'hôpital de Rennes, dix ont été atteints
en deux mois. On se rend compte, ajoute l'auteur, des dangers
de la contamination qui devaient surgir en cet établissement,
composé d'un seul bâtiment de 4 étages où se trouvèrent simultanément superposés jusqu'à 170 malades frappés par l'épidémie.

Un malade entré à l'hôpital de Morlaix pour une maladie de
peau, y contracte la fièvre typhoïde ; de même un autre entré
à l'hôpital de Troyes pour une congélation d'orteils et qui prend
la maladie dans les salles où depuis trois ans étaient passés
environ 300 cas ; tel aussi le cas d'un jeune soldat entré à
l'hôpital de Saint-Germain pour eczéma de la jambe.

Mareschal, en deux années, à Montmédy (1876-77), voit six
cas à l'hôpital, quatre militaires traités dans la salle commune
pour des affections chirurgicales et deux infirmiers. L'isolement, dans ce cas, a interrompu cette petite épidémie nosocomiale.

Le Dr J. Arnould, de Lille, a raconté par le détail une épidémie de fièvre typhoïde qui éclata à l'hôpital militaire en 1881 :

OBSERVATION XXXIV (Résumée). — Depuis cinq ans que je dirige le
service des fièvreux à l'hôpital militaire, j'ai presque toujours eu dans mes
salles un ou deux typhoïsants, rarement davantage au même moment.
L'un venait remplacer l'autre ; jamais il ne m'est arrivé d'un seul coup
ou à quelques jours de distance, cinq ou six malades qui pussent faire
songer à un effort épidémique dans la garnison. En février-mars dernier
(1881) il se présenta tout à coup, à cette habitude, une dérogation notable

et ce qu'il y eut de remarquable, c'est que l'origine en était dans l'hôpital même, la garnison restant aussi étrangère que par le passé à toute manifestation épidémique.

Un malade quitte l'hôpital le 28 janvier convalescent d'une dothiénentérie grave. Cinq jours auparavant, le 23, un typhique était venu occuper le n° 2 de la même salle 5. Cet homme guérit également et sortit le 17 mars. Or au n° 12 de la salle 5 se trouvait couché un jeune soldat, entré le 23 janvier, comme le précédent, avec une pleurésie droite. Cet homme allant mieux, je pensais l'envoyer en convalescence le 10 février suivant, lorsque, le lendemain, il a de la fièvre, de la courbature et des râles de bronchite à gauche, douleur à la pression du ventre. Je pensai tout d'abord à une généralisation tuberculeuse rapide, mais peu à peu se déroulèrent les symptômes d'une fièvre typhoïde, dont il guérit; il sortit le 5 avril.

A deux lits plus loin, au n° 14 de la même salle, une autre malade avait eu presque simultanément des signes à peu près identiques. Opéré de l'empyème en avril 1880 et rentré dans mon service le 8 décembre après des péripéties diverses, il avait encore un drain dans la poitrine. Le 12 février cet homme cesse de se lever, accuse du malaise, de l'insomnie, a de la fièvre, puis la diarrhée se déclare et s'accentue, une éruption rosée apparaît et une fièvre typhoïde se déclare qui fut assez bénigne. Le malade quitte l'hôpital le 5 avril.

Le 16 février, l'infirmier de la salle 5, 22 ans, m'est signalé comme étant en proie, depuis cinq à six jours, à de la céphalalgie, de l'inappétence, de la courbature. On le fait entrer à l'hôpital le 17 février, mais je fais ouvrir une nouvelle salle et il est couché au n° 3 de la salle 4. Une dothiénentérie se déroule, dont la convalescence fut longue : le malade partit en congé le 1er avril.

Ce cas paraissait bien pouvoir se rattacher à la présence prolongée du sujet dans les salles. Un second infirmier, le sieur Bourgeois qui se présenta quelques jours plus tard à la visite, se disait employé au jardin; il l'était en effet. Mais le jardinage ne prenait pas beaucoup de temps en cette saison et cet infirmier partageait avec les autres le service de garde dans les salles, et il avait passé au moins 2 nuits dans notre salle 5 à la fin de janvier. A son entrée, le 21 février, il est placé au n° 18 de la salle 4. Le cas se montra bénin et l'homme sortit le 26 mars.

Pendant que le 1er infirmier, Garnesson, accomplissait sa première phase pyrétique dans cette salle 4 tout récemment ouverte, un jeune soldat, Tetnon, vint occuper, le 24 février, le lit n° 27 de la même salle, absolument en face du n° 3, celui du typhoïsant Garnesson. Cet homme accusait des douleurs articulaires vagues et offrait aux membres inférieurs de l'érythème noueux. Les manifestations cédèrent aisément et le 14 mars Ternon allait très bien, se plaignait encore de ses douleurs juste assez pour prolonger quelque peu son séjour à l'hôpital, lorsque dans la journée, il fut pris d'un malaise général et d'une fièvre assez rapidement ascensionnelle. Le 20, la fièvre typhoïde était évidente; elle fut assez grave, mais le malade guérit cependant.

Cette dernière observation est entourée de circonstances vraiment frappantes. Ternon était presque le voisin de l'un des deux typhoïsants couchés à la salle 4. Cette salle était restée vide depuis l'hiver dernier et n'avait que quelques semaines d'usage. Il est donc impossible qu'en un aussi court espace de temps se soient accomplies les phases successives d'évolution que certains prêtent au germe typhoïde; il aurait en 15 jours, végété, fleuri, fructifié.

Remarquons qu'on ne peut guère ne pas admettre la transmission dans nos cas. Nous avons dit que, depuis longtemps, la fièvre typhoïde épidémique n'existe pas dans la garnison de Lille. Or, pendant que nous observions ces cas intérieurs à l'hôpital, l'immunité de la garnison, loin de se démentir, s'affirmait davantage encore. Depuis le malade entré le 23 janvier, il ne nous est pas venu du dehors un seul typhoïsant et nous sommes à la fin de juillet. Cependant un nommé Rouzé était entré le 15 mars 1881 dans le service des blessés pour une entorse du pied. Au commencement de juin, le 3 ou le 4, cet homme a de la fièvre, une poussée de broncho-pneumonie, puis bientôt s'affirme le diagnostic de dothiénentérie, dont le malade guérit du reste. Bien que les salles des blessés soient au 1er étage et celles des fiévreux au 2e, il n'est nullement impossible que, grâce aux allées et venues du personnel, grâce peut-être à la rencontre des fiévreux et des blessés dans les promenoirs communs, il y ait eu des rapports plus ou moins immédiats entre Rouzé et quelqu'un des typhoïsants qui pouvaient aller, en avril ou en mai, prendre l'air hors de leur salle.

Cette observation est des plus probantes; elle ne saurait en effet être passive de cette objection que l'eau a été la cause de l'épidémie; ce serait vouloir inutilement compliquer la situation. La succession de ces cas s'explique d'une façon lumineuse par la contagion du malade à ses voisins. D'ailleurs ces faits avaient profondément surpris le Dr Arnould qui, entraîné jusqu'alors à relier la transmissibilité de la fièvre typhoïde à l'existence préalable d'un foyer infectieux, était fort peu disposé à accepter ce mode de contagion.

Dans un autre travail le Dr Arnould rapporte que M. Breton, à Valenciennes, a relevé 3 cas intérieurs et 8 atteintes d'infirmiers de salle pendant l'épidémie de 1880; un cas intérieur et 4 atteintes d'infirmiers dans celle de 1881 : ces cinq derniers sont tombés malades quinze à vingt jours après l'entrée à l'hôpital du dernier typhoïdique de la garnison, et alors que les troupes qui la composaient étaient toutes campées hors des murs.

Il relate aussi que le Pr Lindwurm, de Munich, a constaté un cas survenu chez un malade entré pour une autre affection à l'hôpital où il avait séjourné quatre semaines.

Pendant l'épidémie qui a régné à Paris en 1882, les cas intérieurs ne paraissent pas avoir été très rares dans les hôpitaux; le Dr Quinquaud, à la fin du mois de novembre, en signale 24 dans les hôpitaux civils : 8 malades, 11 infirmiers et infirmières, 4 religieuses et 1 élève en médecine.

M. A. Ollivier a vu plusieurs fois en dehors de toute épidémie, dans une salle d'hôpital, un individu étant seul atteint de fièvre typhoïde, la communiquer à ses voisins :

Observation XXXV. — Une jeune fille de 18 ans entre le 4 janvier 1882 à l'hôpital Saint-Louis pour une dothiénentérie. Elle est couchée au n° 22 de la salle Saint-Thomas. Le 18 février, elle entrait en convalescence.

Or, une jeune blanchisseuse de 17 ans était entrée le 10 janvier pour une ulcération syphilitique du genou, et couchait au n° 21, dans un lit contigu à celui de la première malade. Le 22 janvier se montrent les premiers symptômes de la fièvre typhoïde, le 27 des taches rosées. Elle guérit. Cette jeune fille nous a déclaré et une enquête nous a démontré l'exactitude de son assertion, qu'il n'y avait aucun cas de maladie analogue dans la maison qu'elle habitait, ni dans les maisons voisines : de plus elle nous a affirmé n'avoir été en rapport, avant son admission à l'hôpital, avec aucune personne atteinte de dothiénentérie. Nous pouvons donc admettre que la maladie a été contractée dans nos salles après une incubation de neuf à dix jours.

« La contagion ne saurait non plus être douteuse chez une

autre malade de la même salle, dont le lit, au n° 8, se trouvait à quelques mètres de celui qu'occupait la première malade, et dans la rangée opposée. Cette femme, 23 ans, était entrée 10 mois avant pour des syphilides ulcéreuses. Le 20 janvier, seize jours après l'entrée de la première malade et presque en même temps que la seconde, elle se plaint de céphalalgie qu'on attribue à la syphilis, de courbature et de défaillances. Le 30 janvier, on porte le véritable diagnostic de fièvre typhoïde. Elle en guérit après une convalescence assez longue. Afin de prévenir le développement de cas nouveaux, la salle fut évacuée, la literie renouvelée, les murs furent lavés et les latrines désinfectées. » Ces faits nous semblent encore des plus probants : à l'époque où ils se passaient, il n'y avait pas d'épidémie à l'hôpital Saint-Louis ; depuis plusieurs mois aucun individu atteint de la maladie n'avait été reçu dans le service du D⁰ Ollivier et même dans tout l'hôpital. Enfin l'état sanitaire du quartier ne laissait absolument rien à désirer sous ce rapport. Il était donc impossible d'invoquer une cause générale, telle que l'eau, qui eût pu expliquer le développement de la maladie. Seul le mode de contagion n'est pas facile à saisir entre la malade et ses voisines de lit : l'atmosphère a été sans doute le véhicule, à moins que ce ne soient des objets communs à ces malades.

Le D⁰ Letulle rapporte qu'il eut l'occasion d'observer sur quatre-vingts fièvres typhoïdes trois cas de contagion nosocomiale ; un de ces cas est plus particulièrement intéressant.

OBSERVATION XXXVI. — Une jeune fille tuberculeuse, âgée de dix-sept ans, habitait l'hôpital depuis deux mois environ quand elle contracta la fièvre typhoïde ; or il s'agissait d'une malade alitée, bien rigoureusement internée, car elle ne recevait aucune visite. Nous avions eu un petit nombre de dothiénentéries à soigner dans la salle (huit environ) avant qu'elle tombât malade. Toutefois un détail qui ne manque pas d'importance à nos yeux est le suivant : la malade *se gavait régulièrement matin et soir*, et c'était l'infirmière unique de la salle qui préparait ses aliments, lavait le tube Faucher, et pansait les dothiénentériques. J'ajoute qu'une malade atteinte de fièvre typhoïde légère coucha pendant un mois dans le lit voisin de la malade.

Ce fait est indiscutable ; faut-il dans ce cas incriminer la contagion par l'infirmière, celle-ci négligeant de se laver les mains avant de gaver la malade, ou bien la voisine de lit qui resta pendant un mois à côté d'elle. Quoi qu'il en soit, ce fait ne peut que venir à l'appui de l'idée que nous défendons.

Le Dr Laveran, dans un travail fort intéressant, paru en 1884, sur la contagion de la fièvre typhoïde, a réuni une cinquantaine d'observations de dothiénentérie contractée à l'hôpital, par de jeunes soldats entrés pour d'autres affections. Dix cas ont été constatés à l'hôpital Saint-Martin, en 1869, cinq au Val-de-Grâce (1877-78) dans le service des consignés. Les conditions dans lesquelles se trouvaient les malades du service des consignés ont évidemment favorisé la transmission de la maladie : les salles étaient basses, mal aérées ; il n'y avait pour les détenus que quelques heures de sortie par jour et la plupart des malades restaient dans les salles pendant ce temps-là, la promenade dans les jardins entre quatre hommes armés étant considérée par les détenus comme une corvée ; ajoutons que les chaises renfermant les matières fécales des typhoïdiques séjournaient dans les salles, surtout pendant la nuit. Dix autres cas ont été observés en Algérie, de 1878 à 1883 ; en 1883, à l'hôpital du Gros-Caillou, trois infirmiers attachés au service des typhoïdiques prennent la maladie. Cinq cas intérieurs aussi dans le service de MM. Balley et Jacob à la même époque. En 1884, toujours au même hôpital, le Dr Laveran a relevé treize cas nouveaux parmi lesquels nous remarquons quatre infirmiers militaires ; deux de ces infirmiers étaient employés spécialement auprès des typhoïdiques ; le troisième était employé à la buanderie et le quatrième à la matelasserie, pour le cardage des matelas, c'est-à-dire dans des conditions très favorables à la contagion, car beaucoup de matelas portés à la matelasserie avaient appartenu à des typhoïdiques. Au mois de mai 1884, dit-il, je quittai la 3e division des fiévreux installée dans les vieux bâtiments pour prendre la 2ᵉ division ; la disposition des locaux me permit d'isoler les dothiénentériques et à partir de ce moment je n'eus plus à déplorer l'apparition de cas intérieurs, bien que la fièvre typhoïde fût alors épidémique. Le Dʳ Laveran rapporte encore les faits suivants observés à l'hôpital de Guelma par le Dʳ Demmler,

Observation XXXVII. — Au mois de novembre 1882, un cavalier du 7ᵉ chasseurs à cheval, R..., entre à l'hôpital militaire de Guelma pour fièvre typhoïde. L'escadron auquel appartenait ce malade arrivait de France par Bône, où il n'avait séjourné que deux jours, et il se rendait à Sétif ; il est donc probable que le malade avait contracté la maladie en France ; la fièvre typhoïde régnait d'ailleurs à Moulins, dernière garnison du 7ᵉ chasseurs, et il n'y avait à Guelma aucun cas de fièvre typhoïde. R... fait une fièvre ataxo-adynamique qui se termine par la guérison.

Il y avait alors à l'hôpital de Guelma des infirmiers auxiliaires appartenant à un bataillon du 34ᵉ de ligne, arrivé depuis un mois : l'état sanitaire du bataillon ne laissait rien à désirer. Un jeune soldat du 34ᵉ de ligne, L..., qui avait été de garde auprès de R..., présenta, quinze jours après l'entrée à l'hôpital de ce dernier, les symptômes d'une fièvre typhoïde qui suivit son cours régulier et se termina par guérison.

R... et L... avaient été placés dans un cabinet voisin d'une salle dans laquelle se trouvait notamment un soldat du 59ᵉ de ligne, Bou..., atteint d'arthrite du genou. Au mois de décembre, ce malade fut pris de fièvre et il présenta bientôt tous les signes d'une fièvre typhoïde grave à forme adynamique qui nécessita deux mois de traitement.

Enfin, un infirmier militaire, chargé de la matelasserie à l'hôpital de Guelma, et qui avait dû, par conséquent, défaire et désinfecter les matelas des typhoïdiques, fut atteint peu de temps après d'une fièvre typhoïde adynamique suivie de rechute qui se termina par guérison.

Comme le dit M. Demmler, il ne paraît pas douteux que la fièvre typhoïde ait été importée dans ce cas à l'hôpital de Guelma par le cavalier du 7ᵉ chasseurs.

Le Dʳ Collie, chargé du service des fiévreux à l'hôpital d'Homerton, cite sept cas de fièvre typhoïde survenus chez des infirmières. Celles-ci étaient chargées d'un service de scarlatineux, lorsque ceux-ci furent évacués pour faire place à des typhoïdiques ;

peu de temps après les gardes-malades furent atteintes. L'eau n'avait pas été changée, elle était toujours la même ; on doit d'autant moins l'incriminer que la même distribution sert aussi à l'hôpital des varioleux, voisin de la section des fiévreux et que sur 7 429 personnes qui passèrent dans ce service en neuf ans, aucune n'eut la dothiénentérie. Ce qui est particulièrement intéressant dans ce cas, c'est que le Dr Collie était autrefois un adversaire de la contagiosité de la maladie.

A la suite d'une communication de M. le Pr Debove à la Société médicale des hôpitaux, M. Gérin-Roze signale sur 382 observations de fièvre typhoïde, 15 cas intérieurs dont 7 infirmiers : deux à l'hôpital Tenon et à l'hôpital Bichat, sur 204 dothiénentéries, 13 à Lariboisière sur 178 malades. Comment expliquer, ajoute l'auteur, l'immunité presque absolue que nous avons rencontrée à l'hôpital Tenon et à l'hôpital Bichat, mise en regard de la fréquence de la contagion que nous avons observée à Lariboisière. D'une façon bien simple. A Tenon, comme à Bichat, les salles étaient suffisamment aérées, les malades n'étaient pas les uns sur les autres, les latrines étaient bien disposées, et le personnel assez nombreux. Aussi, n'ai-je eu que 2 faits de contagion sur 204 cas.

A Lariboisière, les conditions se sont montrées tout autres. Pour arriver à loger plus de malheureux, on a transformé en salle de malades trois petites pièces qui, dans le plan de construction, ne devaient servir que de dépendances ou de débarras. Pour aménager ces petites pièces, on y a plaqué, dans des niches trop étroites, une cuisine et des latrines puantes et incommodes. Puis, par surcroît d'imprévoyance, dans chacun de ces petits locaux à peine suffisants pour 10 malades, on place trois ou quatre mauvais lits de sangle, dits supplémentaires, mais en réalité toujours permanents. L'air, la literie, le matériel, le personnel même, tout est insuffisant. C'est un magnifique champ de développement pour la contagion, qui en profite.

Les mêmes réflexions peuvent s'appliquer à la grande salle

de femmes, qui ne devrait avoir que 34 lits, mais dans laquelle on trouve quelquefois moyen d'entasser jusqu'à 45 malades.

D'où ce résultat facile à prévoir de 13 cas de contagion dont 2 mortels sur 178 typhiques.

M. Duguet ajoute aux chiffres de M. Gérin-Roze quelques cas de contagion indiscutables qu'il a observés depuis quatre ans à Lariboisière : en 1882, chez une jeune fille de service de la salle des hommes ; en 1883 et en 1884 chez six malades entrés pour des affections diverses ; enfin chez deux malades en 1885. Ils étaient tous dans les salles depuis plusieurs semaines quand s'est déclarée chez eux la fièvre typhoïde. M. Robin, sur 307 dothiénentéries qu'il a eu à soigner de 1881 à 1886 a observé 4 cas de contagion s'étant très nettement produits dans les salles. M. Desnos cite 2 cas.

M. Richard rapporte qu'à l'hôpital militaire de Munich où les typhoïdiques sont soignés dans un pavillon isolé admirablement installé au point de vue des règles de l'hygiène et de la prophylaxie, les infirmiers qui sont en rapport constant avec les malades, et couchent même dans les salles, sont *tous* atteints de la maladie. Il admet que le fait pour la plupart de ces jeunes gens d'arriver de la campagne favorise la contagion.

Le Dr Kelsch cite ce fait qui ne peut guère avoir d'autre origine que la contagion :

OBSERVATION XXXVIII. — C'était en 1876, à Batna. Un corps de troupe, de passage dans cette localité et venant de Constantine, où la fièvre typhoïde est endémique, laisse dans notre hôpital un militaire chez lequel ne tardent pas à apparaître les symptômes caractéristiques de la dothiénentérie, confirmée d'ailleurs par l'autopsie. Vingt jours après l'admission de ce malade à l'hôpital, son voisin de lit, en traitement pour fièvre palustre simple, contracte la fièvre typhoïde et guérit. Or, ajoute l'auteur, cette maladie est rare à Batna ; ces deux cas furent, je crois, les seuls que j'y ai observés pendant près de deux ans que j'y ai résidé : l'hôpital, à l'époque où se passait cet épisode, n'était nullement encombré : les selles du premier malade étaient soigneusement désinfectées et écartées au fur et à mesure. Comment expliquer le deuxième cas autrement que par la contagion ?

Le D' Catrin a envoyé à la Société médicale des hôpitaux l'observation suivante qui est également des plus probantes :

OBSERVATION XXXIX. — Le nommé H..., 27 ans, était entré à l'hôpital de Joigny, le 14 janvier 1886, pour fracture de jambe ; il avait eu une bonne santé générale pendant la durée de la consolidation de sa fracture ; il était même devenu un peu obèse.

Le 28 février, entre à l'hôpital le nommé B..., atteint d'embarras gastrique fébrile, qui ne tardait pas à prendre les caractères de la fièvre typhoïde. A son arrivée, B... occupait un lit en face de celui de H..., puis, après deux ou trois jours, était transféré dans une salle voisine, qui n'est séparée de la précédente que par une porte vitrée fréquemment ouverte.

Le 9 mars, une deuxième dothiénentérie entrait à l'hôpital et était placée immédiatement dans la salle occupée par B...

Le 21 mars, je faisais évacuer la salle voisine de celle des typhoïdiques et tous les malades étaient transportés dans une autre chambre un peu plus éloignée.

Le 23 mars, H... se plaint de céphalée, toux, constipation, puis peu à peu les symptômes s'affirment et le 30 mars (taches rosées). H..., est transféré dans la salle des typhiques où il meurt le 4 avril au soir.

L'autopsie a confirmé pleinement le diagnostic. Nous devons ajouter que dans cette salle même des typhiques, avait été placé un engagé conditionnel atteint de pneumonie à forme typhoïde ; ce malade a guéri de sa pneumonie et n'a pas été atteint de dothiénentérie.

M. le D' Le Gendre dans sa thèse inaugurale rapporte 19 cas intérieurs observés en deux ans et demi dans le service de M. Bouchard à Lariboisière. Presque tous les malades atteints étaient des dilatés de l'estomac, et le D' Le Gendre incrimine la pauvreté du suc gastrique incapable de détruire au passage les germes pathogènes.

La même année (1886) E. Steger, à Würtzbourg, publie une étude sur l'infection typhique dans les hôpitaux. Il rapporte que Bärwind a consigné dans sa thèse 26 cas de fièvre typhoïde à l'hôpital du Saint-Esprit à Francfort, pour lesquels il admet une contagion directe. Von Gietl dit que dans les hôpitaux de Munich sur 50 typhiques, 1 aurait contracté sa maladie à l'hôpital. Dans une autre publication, Gietl admet une proportion

de 6 pour 100 de faits de contagion ; il pense que ce sont surtout les typhiques à forte diarrhée et avec des escarres qui
constituent les foyers de contagion pour leurs camarades ; il
croit aussi que l'extension des fièvres typhoïdes dans un hôpital
est inversement proportionnelle au degré de propreté, et qu'on
s'en protégerait par l'isolement. Bausen signale, de 1861 à 1865,
une infirmière contagionnée à la clinique médicale de Berne et
à Zurich, de 1863 à 1872, huit infirmières de l'isolement et
huit laveuses. Bierner soutient que le germe est répandu soit
par le malade lui-même, soit par son linge souillé. Il s'appuie
sur les cas d'infection observés par lui-même. Wernich cite
aussi des cas analogues de contagion par les objets intimes des
malades. Il admet la contagion par la peau. Enfin Steger, sur
37 observations de cas intérieurs survenus à Juliuspital à
Würtzbourg, tout en incriminant l'eau, dit qu'il ne peut pas
démontrer l'impossibilité de la contagion directe par les malades, dans quelques cas.

Le Dr Anton Gat, dans un article intitulé : « Les fièvres typhoïdes à la clinique médicale de Kiel dans ces 15 dernières
années » relate sur 597 fièvres typhoïdes 33 cas intérieurs, c'est-
à-dire 5,5 pour 100, dont 18 malades entrés pour une autre
affection, 9 infirmiers ou infirmières, 6 personnes ayant d'autres
occupations dans l'hôpital. Le Pr Herman Eichhorst dans une
étude clinique très détaillée de l'épidémie de Zurich de 1884
rapporte 6 cas intérieurs qu'il a observés à l'hôpital, une blanchisseuse qui lavait le linge des typhiques, un garçon de salle
qui battait les matelas, un infirmier et une infirmière et deux
membres du corps médical dont un remplissant les fonctions
de médecin en second. Le Pr Wagner en quatre ans a réuni sur
un total de 600 fièvres typhoïdes environ 20 cas intérieurs. Il
ne donne aucun détail, dit seulement que ces 20 cas concernent
le personnel médical, des malades et des convalescents. Le Dr
Freundlich de Fribourg rapporte en 5 ans 9 cas intérieurs sur
228 cas qui furent traités à la clinique (Hauser).

Le Dr Finkler de Bonn rapporte que trois malades atteints de dothiénentérie furent apportés de Dollendorf dans son service de Bonn et y furent l'origine d'un foyer nosocomial qu'il attribue à la contagion directe.

OBSERVATION XL (d'après Hauser).

Entrèrent à la clinique :

1er cas le 18 nov. 1885. F. Dreesen de Dollendorf.

2e cas le 24 — Agnès Höfer.

3e cas le 24 — Marguerite Höfer.

Furent successivement atteints :

4e cas le 14 déc. 1885. Lucie Muller, blanchisseuse.

5e cas le 17 — Kullmann, femme enceinte, qui aidait à la buanderie.

6e cas le 24 — Maria Volte, infirmière.

7e cas le 25 — Listermann était toujours avec Kullmann et la soignait.

8e cas le 29 — Élise Born, blanchisseuse.

9e cas le 8 janv. 1886. Élise Gossmann, malade en traitement dans la même salle que les sœurs Höfer.

10e cas le 20 janv. 1886. Gertrude Jacob, blanchisseuse.

11e cas le 20 — Kraushan, infirmier.

12e cas le 22 — Maria Sinzig, blanchisseuse.

Aucun autre cas. Ainsi donc furent seules atteintes des personnes en contact immédiat, soit avec les typhiques, soit avec leur linge souillé. Étaient directement en contact avec les typhiques : l'infirmière n° 6, la malade n° 9, l'infirmier n° 11. Les quatre blanchisseuses ne s'occupaient pas spécialement du linge des typhiques. Quand les trois premières tombèrent malades, quelques servantes refusèrent de laver le linge des typhiques, et la quatrième atteinte fut justement celle qui s'en était chargée. Des deux femmes enceintes, l'une aidait au blanchissage, la seconde soigna la première quand elle s'alita. Toutes les deux moururent. Ces neuf malades habitaient loin les uns des autres, mangeaient séparément, buvaient l'eau de la conduite, comme tous les habitants de la clinique, dont aucun ne contracta la maladie. Même les quatre blanchisseuses ne couchaient pas dans le même dortoir. On ne peut rien trouver qui fût exclusivement commun à ces neuf personnes seulement, ni comme nourriture ni comme boisson, et force nous est d'incriminer la contagion directe et le linge souillé. L'épidémie resta exclusivement cantonnée à l'hôpital.

Le Dr Lavrand, professeur à la Faculté de médecine de Lille dans un travail sur la contagiosité de la fièvre typhoïde, rapporte sept observations qui viennent à l'appui de notre thèse, et qui ont d'autant plus de valeur que l'auteur avait toujours considéré la contagion par le malade comme très rare, sinon impossible. Il s'agit d'internés, c'est-à-dire de gens vivant à l'intérieur de l'hôpital sans en sortir, les uns comme malades depuis au moins deux mois, les autres infirmiers et infirmières qui soignaient des typhiques depuis plusieurs semaines. L'eau de boisson et l'eau d'usage proviennent de sources captées dans de bonnes conditions; depuis que les canalisations sont établies dans la ville, on n'a constaté aucune épidémie typhoïde chez les habitants qui en font usage.

En 1891, à l'hôpital militaire de Maubeuge où étaient soignés des typhoïdiques venant d'Avesnes, 11 infirmiers sur 55 constituant le détachement contractèrent la fièvre typhoïde. Or l'hôpital boit la même eau que la caserne Joyeuse du 145° de ligne qui n'eut pas un cas dans cette période (J. Arnould).

En 1892, le Dr G. Lemoine a vu, en l'espace de quinze jours, quatre cas de fièvre typhoïde se développer dans ses salles, alors que trois autres étaient en traitement pour la même affection. Nous rapporterons son observation, parce qu'elle montre bien que les objets à l'usage du malade sont susceptibles de transmettre la maladie.

OBSERVATION XLI. — Sur ces 4 cas, un est survenu chez un infirmier spécialement affecté au service des typhiques, les 3 autres hommes atteints étaient en traitement dans ces salles pour rhumatisme articulaire aigu ; l'un d'eux était couché près des malades atteints de fièvre typhoïde ; les 2 autres, au contraire, étaient couchés dans des lits très éloignés de ceux-ci et n'ont pas été, très certainement, en raison de leur affection, en contact avec les typhiques. Tous deux cependant étaient très rapprochés l'un de l'autre et semblaient avoir été contagionnés par un même foyer, ou l'un par l'autre. Ces 3 malades furent ensuite envoyés dans une partie isolée de la salle, en même temps qu'on procédait à une désinfection sérieuse. Aucun nouveau malade ne fut atteint par la suite.

Quelles sont donc les circonstances qui ont présidé au développement de ces 4 cas intérieurs, lesquels relèvent d'une cause d'infection très localisée. Seules, les chaises servant à recevoir les déjections des malades nous ont paru devoir être incriminées. Nous ne sommes arrivé cependant à cette conviction que par élimination successive de tous les autres facteurs étiologiques, auxquels nous avions pensé, puisque nous n'avons pu déceler directement dans les chaises l'agent spécifique de la maladie.

Un fait nous avait tout d'abord frappé, à savoir que 3 des hommes atteints sur 4 avaient un rhumatisme articulaire aigu en pleine évolution, qui les retenait au lit d'une façon absolue et qui les forçait d'aller à la selle sur une chaise à proximité de leur lit, tandis que tous les autres atteints de rhumatisme articulaire aigu et subaigu, ou convalescents, se servaient d'autres chaises, ou allaient aux latrines situées en dehors des salles.

Le milieu dans lequel étaient nos malades était-il tout particulièrement infecté? Nous ne pensons pas qu'on doive ici faire intervenir l'encombrement, pas plus que l'influence d'un milieu typhogène bien intense : en effet, il y avait dans la salle 47 malades sur 58 lits, comme d'habitude à cette époque, et, d'autre part, le milieu typhogène n'était pas intense, puisque 3 hommes seulement venaient d'entrer pour fièvre typhoïde et qu'il n'y en avait pas dans les autres services de l'hôpital. Enfin, en ville, comme dans la garnison, la maladie ne régnait pas à l'état épidémique. De plus, une enquête nous a appris que sur les 47 malades, pour la plupart jeunes soldats, 39 étaient indemnes de toute dothiénentérie antérieure. On s'expliquerait donc mal que sur 39 jeunes gens aptes à recevoir l'agent typhogène, 4 seulement aient été atteints, si l'on voulait faire intervenir l'atmosphère. Tous, en effet, étaient dans le même milieu, dans une même salle, dans les mêmes conditions d'aération d'hygiène. En outre, plusieurs d'entre eux, voisins immédiats des typhiques, n'ont point été contagionnés bien que dormant près des chaises destinées à recevoir les déjections typhiques. Il est vrai que l'infirmier du service a été atteint, mais cela peut s'expliquer par l'accomplissement de ses devoirs professionnels ; les 3 autres semblent, pour ainsi dire, avoir été choisis parmi tous les malades, et leur atteinte ressemble à une véritable inoculation. Voici, en effet, comment nous nous expliquons cette contamination.

Malgré les ordres exprès donnés à l'arrivée des premiers typhoïdiques auxquels devaient être affectées spécialement 2 chaises, l'une d'elles fut transportée au fond de la salle, près des 2 malades atteints de rhumatisme articulaire aigu. Ces 2 malades seuls en firent usage. Quant au 3ᵉ, dont le lit était adossé à une cloison le séparant des typhiques, il nous avoua s'être servi de la chaise de ces derniers. Il semble difficile, en face de ces faits, d'admettre un autre mode de contagion. La chaise a transporté le germe typhogène avec elle. La cuvette en étant nettoyée tous les jours et désinfectée au sublimé à chaque fois, c'est le siège en bois qui doit avoir été le réceptacle du contage.

Nous pensons, ajoute l'auteur, que dans ces circonstances les surfaces cutanées en contact ont été souillées et que la contamination a eu lieu ensuite par les mains, puis par les aliments souillés directement ou les poussières contenant le germe spécifique. C'est peut-être chercher un peu loin le contact indispensable pour expliquer la genèse de ces cas ; de toute façon il semble bien que l'eau de boisson doive être écartée : l'observation ainsi présentée rentre dans notre cadre et n'est pas une des moins probantes.

En 1895, le D' Haushalter, de Nancy, à propos d'une petite épidémie de fièvre typhoïde d'origine hydrique, survenue dans une cité ouvrière, et qui y resta bien limitée, rapporte quelques cas de contagion hospitalière. Les malades de cette cité, transportés à l'hôpital de Nancy contagionnèrent successivement quatre personnes : 1° une infirmière, 27 ans, qui depuis deux ans avait déjà soigné nombre de typhiques ; elle fut atteinte quinze jours après le passage d'une malade dans la salle ; 2° une novice de 21 ans qui, pour éprouver sa vocation, demanda à servir comme infirmière ; au bout de quinze jours débute chez elle la dothiénentérie ; 3° une infirmière, 27 ans, fut également atteinte, ainsi que 4° une femme de 34 ans, laveuse à l'hôpital, occupée exclusivement à rincer et laver les draps, alèzes, chemises, souillés de matières fécales des fiévreux, des gâteux.

N'est-il pas frappant, dit M. Haushalter, de voir des personnes qui, par profession, s'étaient maintes fois trouvées en rapport constant avec des typhiques être atteintes à peu de jours d'intervalle en des points de l'hôpital éloignés les uns des autres, mais occupés par des malades de même origine ?

Le D' Hauser, dans sa thèse de doctorat, signale, en moins

de dix mois, six cas intérieurs dans le service de M. le D' Netter à l'hôpital Trousseau ; quatre parmi les malades, deux parmi les infirmières. Nous ne citerons que les plus importantes.

OBSERVATION XLII. — Louise L...., 17 ans, entre dans notre service, pour un rein mobile, le 24 avril 1895. On la conserve, après sa guérison, pour une chéloïde qu'elle a au cou. Assez forte fille, elle tâche de se rendre utile et aide les infirmières dans leur travail. Au commencement d'août, elle ne se sent plus en train, est fatiguée, courbaturée, ne mange plus. Dans ces derniers temps, nous avions eu quelques typhiques dans la salle, dont l'une très gravement malade ; elle avait de nombreux furoncles et même un gros abcès à la cuisse. Louise aidait la surveillante à nettoyer et à panser cette malade qui, chaque fois très indocile, se débattait beaucoup, en envoyant tout promener autour d'elle. Louise L... a fait une fièvre typhoïde assez grave dont elle guérit.

OBSERVATION XLIII. — Clémentine B..., 3 ans et demi, entre dans le service le 10 août, pour de l'eczéma impétigineux de la face, nécessitant tous les jours un pansement. Elle couche à côté de la porte qui donne dans une chambre à deux lits, séparant nos deux dortoirs. Dans la même salle, mais à l'autre bout, dans le coin opposé, couche un autre bébé de 3 ans, atteint de dothiénentérie, et entré le 29 juillet, sorti le 18 août. La même infirmière soigne les deux enfants et Louise, notre grande fille, qui couche dans la petite chambre. Clémentine ne sort pas de son lit. Du 10 août, jour de son entrée, jusqu'au 4 septembre, apyrexie complète ; depuis deux ou trois jours cependant, la surveillante remarque que l'enfant n'est pas très bien.

Le 4 septembre, au soir, température 40°. La fièvre typhoïde se déclare très nette, dont l'enfant guérit.

Ce cas est bien dû à une contagion hospitalière. Il n'est pas admissible que chez un enfant de 3 ans la période d'incubation puisse durer plus de trois semaines : comment s'est faite la contagion ? C'est là la difficulté : si l'on songe que Louise était encore malade le 4 septembre et qu'elle couchait porte à porte avec cette enfant, il est bien vraisemblable que les courants d'air ont pu porter jusqu'à la petite Clémentine des poussières spécifiques émanées de la literie de sa voisine.

OBSERVATION XLIV. — Louise B..., 13 ans et demi, est entrée le 4 décembre 1895, pour tuberculose pulmonaire au début. Elle est couchée au n° 4 et ses deux voisines sont atteintes de fièvre typhoïde; on les traite par les bains froids. L'enfant s'améliore rapidement et elle engraisse d'une façon remarquable, quand, vers le 4 janvier, elle accuse les signes d'une dothiénentérie qui devient bientôt indéniable, et dont elle guérit.

A l'occasion de ces faits, M. le Dr Netter a fait une enquête sur les cas intérieurs survenus à l'hôpital Trousseau de 1892 à 1895. Il a relevé 27 cas parmi les enfants et 12 parmi le personnel. Sur les 27 cas précités, 24, soit les huit neuvièmes, sont survenus dans les salles affectées au service des aigus et recevant seules des typhoïdiques. Il n'y a eu aucun cas intérieur dans les salles de chirurgie, aussi bien dans le service des chroniques que dans celui des aigus, tandis que ces salles fournissent tous les ans, un contingent important de cas intérieurs de scarlatine ou de rougeole. Les douze cas ayant frappé le personnel ont été relevés dans le personnel des salles consacrées au service des aigus; il n'y en a eu ni parmi les infirmières de la chirurgie, ni parmi celles de la diphtérie, de la scarlatine, des douteux, de la coqueluche, etc. Ces résultats sont trop importants, surtout au point de vue où nous nous plaçons, pour que nous les passions sous silence. Il n'est besoin d'aucun commentaire.

Au mois de décembre 1897, M. Guinon apporta à la Société des hôpitaux trois cas de contagion hospitalière qu'on ne peut certainement pas attribuer à l'eau de boisson ;

Il s'agit en effet d'enfants, par conséquent de sujets faciles à surveiller : deux d'entre eux ne quittaient pas la salle; tous ne buvaient que de la tisane ou du lait : un seul d'entre eux a quitté l'hôpital pendant deux jours : il aurait pu, dans ce court intervalle, contracter la maladie, mais la date de cette sortie est trop rapprochée de celle du début de la maladie (onze jours); l'origine hospitalière doit donc être admise pour ce cas comme pour les deux autres.

Ces trois enfants étaient dans une même salle ; ils avaient 12

ans, 5 ans, 6 ans : ils étaient entrés le 14, le 21 et le 28 août ;
ils présentèrent la première élévation thermique de la dothiénentérie le 6 septembre, le 30 septembre et environ le 6 octobre,
par conséquent 22 jours et 40 jours après leur entrée : le premier était atteint d'un purpura simple, récidivant depuis deux
ans ; le deuxième était arrivé en pleine attaque de poliomyélite
antérieure à type méningitique ; le troisième, enfin, présentait
des signes de bronchite et de tuberculose initiale du sommet
droit. Ces trois cas se terminèrent par la guérison : ils donnèrent
tous la séro-réaction positive. Or, à cette époque régnait, à
Paris, une épidémie de fièvre typhoïde qui porta particulièrement sur les enfants.

Les cas graves étaient nombreux à l'hôpital. La salle des garçons étant en réparation, on avait dû accumuler tous les lits
dans une vieille salle, mal éclairée et mal aérée, où ils étaient
très rapprochés les uns des autres. Ces conditions expliquent
largement la contagion ; au contraire, dans la salle des filles,
qui réalisait de bonnes conditions hygiéniques, malgré un grand
nombre de fièvres typhoïdes importées, je n'observai pas de
contagion.

Cette intéressante question de la contagion nosocomiale ayant
été soulevée, M. Bourey rappela un cas dont il avait été témoin
en 1882, à Lariboisière. Une jeune fille de 18 ans entrée plusieurs mois auparavant pour accidents hystériques, contracta
une fièvre typhoïde parfaitement caractérisée. L'encombrement
et les conditions hygiéniques défectueuses semblent avoir favorisé la contagion dans ce cas.

M. Troisier communique également un fait de ce genre.

OBSERVATION XLV (Résumée). — Une femme de 24 ans entre le 14 octobre 1897 à l'hôpital Beaujon, pour une pleurésie gauche. On fait deux
thoracentèses et la malade était en pleine convalescence, quand, le 27 novembre, elle est prise de courbature générale, de céphalalgie et d'une élévation de température. A partir de ce jour, les symptômes de la fièvre

typhoïde s'accusent ; la maladie évolua normalement. Or, il s'agit bien d'une fièvre typhoïde contractée à l'hôpital, puisqu'il y avait quarante jours que cette femme était entrée salle Vulpian, lorsqu'elle a présenté les premiers symptômes de cette maladie.

Pendant ce laps de temps (14 octobre-26 novembre), il y a eu, dans la même salle, trois cas de fièvre typhoïde. Notre malade était placée au n° 4.

Le lit n° 1 fut occupé du 23 septembre au 28 octobre par une fièvre typhoïde, adynamique, aujourd'hui guérie.

Le lit n° 2 fut occupé, du 25 octobre au 27 novembre, par une fièvre typhoïde grave qui se termina par la mort. (L'autopsie a été faite.)

Le lit n° 8 est occupé, depuis le 28 octobre, par une fièvre typhoïde bénigne, considérée comme convalescente depuis le 15 novembre, aujourd'hui guérie.

Si l'on admet que la période d'incubation est de quinze à vingt jours, la contagion se serait produite du 6 au 10 novembre, c'est-à-dire pendant la période d'état du n° 2 (qui n'était séparée de notre malade que par un lit) et du n° 8. A ce moment, la malade n° 1 était convalescente, mais elle venait très souvent s'asseoir à côté de notre malade.

Quant à elle, elle venait de subir la seconde thoracentèse ; elle gardait le lit toute la journée et elle ne s'est jamais approchée des malades en traitement.

Elle ne buvait que du lait et de la limonade faite avec de l'eau filtrée au filtre Chamberland. L'hôpital Beaujon reçoit l'eau de la Dhuys.

Je tiens à dire que la surveillante de la salle et que l'infirmière apportent la plus grande propreté dans les soins qu'elles donnent aux typhiques, qui sont traités par les bains froids ou les lotions. Tous les instruments : bassins, thermomètres, canules, ne servent pas aux autres malades de la salle.

Cette salle est située au rez-de-chaussée ; elle est petite et toujours encombrée de brancards. Mais on ne peut la considérer comme un foyer d'infection, car elle a été évacuée pendant les vacances et remise complètement à neuf, tous les lits ont été désinfectés et les peintures refaites. J'ajoute qu'il n'y a pas d'autre cas intérieur à l'hôpital Beaujon.

Ce fait est encore un nouvel exemple de contagion, étant données les boissons de la malade, il est bien difficile de penser que c'est par l'eau qu'elle a été infectée.

M. Galliard a vu un pleurétique soigné en 1883 à Lariboisière sortir guéri de l'hôpital, mais peu de jours après il offrit les symptômes de la fièvre typhoïde à laquelle il succomba. A cette époque les typhiques étaient nombreux à Lariboisière et il est indubitable que cet homme a pris sa maladie à l'hôpital.

M. Œttinger rapporte un cas de contagion qui a frappé un homme de 42 ans, entré à Broussais le 29 août 1897, pour de l'érythème noueux : dans les premiers jours d'octobre il présenta les premiers signes d'une dothiénentérie à laquelle il succomba. Or, à l'époque où l'homme était entré, trois typhiques étaient soignés, l'un depuis le 15 août, l'autre depuis le 1er septembre, le troisième depuis le 10 septembre, dans la même salle. Il est difficile de surprendre le mode de la contagion, ajoute M. Œttinger : cependant la non-existence de cas de fièvre typhoïde dans le quartier de l'hôpital (nos cas provenaient de la banlieue) permet d'innocenter l'eau de boisson, les tisanes.

Le Dr Annequin a publié en 1898 une étude très intéressante sur la contagion hospitalière de la fièvre typhoïde. « De tous les arguments, dit-il, qu'on peut invoquer en faveur de la contagion, il n'y en a pas de plus probant que le lourd tribut payé chaque année à cette maladie par les infirmiers militaires. Le fait est d'autant plus digne d'attention que les infirmiers ne courent guère d'autres risques que ceux résultant de leur contact direct ou indirect avec les malades. Ils échappent, en effet, à la plupart des causes typhogènes, auxquels sont exposés les autres soldats du même âge, à savoir le séjour dans les camps, l'insalubrité de certaines casernes ou de certains cantonnements, le surmenage inséparable des manœuvres et autres opérations militaires, la vie au milieu de foyers épidémiques. L'eau qu'ils boivent est l'objet d'une sollicitude attentive : leurs casernements sont sains et ne servent que la nuit ; leurs latrines sont désinfectées journellement, leur nourriture est meilleure que celle de la troupe. Malgré ces conditions favorables, leur morbidité est largement et constamment supérieure à celle de l'armée. On en jugera par le tableau suivant qui comprend une période de huit années, de 1888 à 1895.

1888. Morbidité générale de l'armée par fièvre typhoïde pour 1.000 hommes,		Morbidité des infirmiers militaires,	
	13.18,	—	17.60
1889.	11.65,	—	19.51
1890.	10.57,	—	43.41
1891.	10.77,	—	18.76
1892.	11.17,	—	11.35
1893.	9.59,	—	27.31
1894.	9.26,	—	23.69
1895.	8.95,	—	14.98

En faisant la moyenne, on trouve pour la totalité de l'armée une morbidité de 10,77 pour 1 000 hommes et 23,31 pour les infirmiers. Ce dernier chiffre, si élevé qu'il soit, ne représente cependant pas la morbidité réelle des infirmiers en contact avec les typhoïdiques ou avec leurs effets et objets de literie. En effet cette morbidité est établie sur l'effectif général des infirmiers, alors que la presque totalité des cas provient des groupes d'infirmiers attachés au service des typhoïdiques. Ajoutons que dans beaucoup d'hôpitaux militaires il y a des infirmiers auxiliaires qui comptent à leur corps, et qui paient cependant tribut à la maladie. Il faut encore se souvenir que dans la plupart des hôpitaux civils et mixtes, les malades militaires sont soignés par des infirmiers civils.

En tenant compte de ces divers éléments d'appréciation, on arriverait vraisemblablement à une morbidité de 90 à 100 pour 1 000, pour les infirmiers attachés au service des typhoïdiques, autrement dit pour le groupe qui est le plus exposé à la contagion. C'est à la fin des épidémies que se produisent surtout les atteintes dans le personnel hospitalier, en raison probablement des conditions de réceptivité que créent la fatigue et peut-être l'infection des salles ».

Comment ne pas admettre, avec ces chiffres qui concordent avec ceux du Dr Laveran (Maladies et épidémies des armées) que le malade soit dans ce cas une cause certaine de la transmission de la maladie à une personne saine ? Le Dr Annequin cite encore 36 cas intérieurs survenus chez les infirmiers de l'hôpital militaire du Belvédère à Tunis, de 1890 à 1895 inclus et cela sans cas intérieurs parmi les autres malades qui étaient soignés dans des pavillons séparés; 6 cas intérieurs dont un médecin pendant l'épidémie de Tiaret (1881) où il a eu à soigner en cinq mois 450 dothiénentéries venant du Sud-Oranais, pas de cas dans la population civile, sauf chez le boucher de l'hôpital, pas de cas parmi les malades en traitement qui étaient soignés à l'hôpital, tandis que les typhoïdiques étaient sous la tente. Il signale encore beaucoup d'autres cas intérieurs qu'il serait oiseux de rapporter ici. Dans l'armée allemande les mêmes faits sont observés. A Metz, en 1879, 26 malades des services les plus divers furent atteints. Par contre à Rastadt, sur 14 cas, 6 proviennent des infirmiers : à Posen, en deux ans, on note 12 cas chez le personnel de l'hôpital. Aussi le règlement prussien sur le service en campagne range-t-il la fièvre typhoïde parmi les maladies contagieuses.

Dans une excellente revue des cas de contagion hospitalière parue en 1898, le Dʳ Pauly, chef de clinique de la Faculté de Lyon, donne les résultats d'une enquête qu'il a entreprise auprès des différents chefs de service des hôpitaux de Lyon, sur les cas qu'ils ont pu observer dans leurs services. Nous ne nous attarderons pas à rapporter par le menu le résultat pourtant fort intéressant de ces recherches ; 37 cas ont été observés dans les hôpitaux lyonnais, dont 24 chez les malades et 13 chez les sœurs et les infirmières

Dans sa thèse de doctorat, M. Berthier signale aussi plusieurs cas qui se sont produits dans le service du Dʳ Viardin à l'Hôtel-Dieu de Troyes.

M. Guinon a produit à la Société de pédiatrie, au mois de novembre 1899, deux nouveaux cas de contagion hospitalière observés pendant les vacances à l'hôpital des Enfants.

OBSERVATION XLVI. — Une fille de 11 ans, D... Alice, entre le 25 août 1899 pour des vomissements avec diarrhée. Je diagnostique une gastro-entérite légère apyrétique. Le 4 septembre elle part en convalescence pour Épinay : elle avait donc séjourné dix jours à l'hôpital. Le

20 septembre elle revient avec une fièvre typhoïde au sixième jour. La maladie avait donc débuté le 15, soit 21 jours après son entrée à l'hôpital. Il ne semble pas douteux que cette enfant n'ait été infectée dans le service.

OBSERVATION XLVII. — Une fille de 10 ans et demi, Pr... Estelle, entre le 16 août 1899 pour un ictère simple apyrétique, rapidement guéri ; le 4 septembre elle part convalescente pour Épinay ; elle avait donc séjourné dix-neuf jours à l'hôpital. Le 12 septembre elle revient avec une fièvre typhoïde au quatrième jour. La maladie avait donc débuté le 8 septembre, soit 22 jours après son entrée à l'hôpital.

Par quelles voies se sont produites ces infections ? Est-ce par contagion ? Est-ce par contamination alimentaire ou hydrique ? Nous repoussons ce dernier mode, car ces enfants ne buvaient pas d'eau. Il y a eu d'ailleurs une autre infection dans le service, celle du garçon de salle qui est mort de fièvre typhoïde à cette époque.

M. Ausset profite de ces observations pour rappeler cinq cas analogues observés à Lille.

La question ayant été portée devant la Société des hôpitaux, M. Netter dit qu'il a eu cette année-là deux cas de dothiénentérie chez deux enfants ayant séjourné dans son service depuis plus d'un mois, l'un pour une pleurésie purulente opérée, l'autre pour une chorée. Il a eu aussi quatre infirmières atteintes.

M. Hirtz a également observé à Laënnec trois cas de contagion sur le personnel hospitalier. M. Rendu a vu aussi deux infirmières de l'hôpital des Enfants qui, après avoir soigné des typhoïdiques, ont contracté la maladie.

Terminons enfin ce long exposé : notre maître M. le Dr Talamon a observé l'an dernier, à l'hôpital Bichat, quatre cas de fièvre typhoïde où la contagion ne lui paraît guère contestable. Deux infirmières sur les six qui donnaient des bains froids aux malades ont été atteintes. Un troisième cas est celui d'un malade qui se trouvait dans la salle depuis plus d'un mois pour une pleuro-péritonite tuberculeuse. Il se trouve placé, dans le courant du mois de septembre, entre deux typhiques,

Une douzaine de jours après, il présentait les symptômes d'une dothiénentérie qui fut d'ailleurs bénigne. Le quatrième cas, très intéressant, est relaté tout au long dans un chapitre suivant.

Nous voici arrivé au terme de nos observations de contagion hospitalière; nous avons dû nous borner et cependant ce chapitre est encore bien long. Nous avons l'espoir que son intérêt fera passer sur ce léger défaut. Il est évident que certains des cas cités peuvent à la rigueur être attribués à la contamination des eaux potables, et cependant, en présence d'un nombre aussi grand de faits, on ne peut s'empêcher de croire que la majeure partie est bien due à la contagion par le malade, ses effets ou les objets à son usage, ou bien à l'hôpital lui-même devenu source d'infection, profondément souillé par les nombreux malades qui s'y sont succédé. De toute façon, nous voilà loin du « jamais » que prononçait Andral avec assurance à propos des cas intérieurs; par analogie, les partisans de l'étiologie hydrique exclusive feront sagement en n'oubliant pas qu'il est dangereux d'être trop exclusif, surtout en médecine et en hygiène.

DEUXIÈME PARTIE

MÉCANISME DE LA CONTAGION

Pourquoi et comment le malade est-il contagieux ?

Puisque nous admettons, à la suite de ces nombreuses observations, que le malade peut être une source de contagion, voyons un peu comment s'opère cette contagion : quels sont les moyens employés par le bacille d'Eberth (puisque nous admettons qu'il est l'agent spécifique de la maladie), pour passer de l'organisme malade dans l'organisme sain.

On sait que ce bacille peut émigrer hors du corps d'un typhique de plusieurs façons : les produits morbides, dans la dothiénentérie, c'est-à-dire la matière qui renferme l'agent pathogène, sont les déjections intestinales des malades, l'urine à une certaine période, les produits d'expectoration et peut-être les sécrétions, y compris la sueur, enfin les foyers où se sont accumulés et multipliés les microbes. Mais c'est surtout, presque exclusivement, pourrait-on dire, par les selles que le typhoïdique dissémine les germes de la maladie.

Après leur émission, les garde-robes peuvent souiller les linges, le corps du malade, les mains des aides, les bassins, tous les objets avec lesquels elles ont été en contact. Puis le virus se répand dans l'air, se mêle aux poussières, aux fumiers, à l'eau, etc.

Pour faciliter l'étude des modes de transmission dans la contagion par le malade, nous diviserons cette deuxième partie en plusieurs chapitres. Nous verrons d'abord que la contagion peut se faire par le malade lui-même, par l'atmosphère qui l'environne, par ses effets, son linge, sa literie, les objets qui lui appartiennent et enfin par l'habitation qu'il a infectée. Nous étudierons ensuite le transport du contage par une tierce personne hors du foyer créé par le malade et ce même transport par l'air hors du foyer secondaire créé par les déjections du typhoïsant dans les latrines, cloaques ou égouts. Puis nous verrons le rôle du sol comme intermédiaire de la contagion. Un dernier chapitre nous indiquera quelle est la voie d'entrée du bacille dans l'organisme.

I. — *Le malade, source de contagion par lui-même.*

Si nous admettons, avec von Giell, que le typhoïsant nu et lavé ne compromettrait personne, ce n'est pas une raison pour refuser tout danger au contact du malade.

Ce n'est évidemment pas par des émanations, sortes de miasmes ou d'effluves mystérieuses qui s'échapperaient de son corps, comme on le croyait autrefois, que celui-ci est dangereux, mais bien par ses déjections dont la moindre parcelle suffit à le souiller tout entier. Or, on comprend que dans cette maladie, où l'un des symptômes capitaux est une diarrhée abondante et quelquefois involontaire, il soit impossible d'empêcher ce minimum d'infection, quelque soin de propreté que l'on prenne. Par les mains qui sont forcément contaminées dès le début, le malade achève de répandre le bacille sur toutes les parties de son corps. Les produits d'expectoration, les vomissements, les urines ne contribuent pas peu à cette infection générale de toute la surface de l'individu.

On conçoit donc que le typhoïsant ainsi couvert de bacilles virulents soit directement dangereux pour ceux qui le touchent, qui le soignent, si ceux-là ne prennent aucune précaution hygiénique. C'est de cette façon, croyons-nous, qu'il faut entendre, dans beaucoup de cas, la contagion des gardes-malades, des infirmières : ces personnes sont en effet constamment à la portée du malade, le lavent, le baignent, manient ses urinoirs, lui prodiguent tous les soins qui nécessitent un contact multiplié et souvent prolongé. L'inoculation directe se fera sûrement si l'individu est réceptif, et s'il a négligé les soins de propreté indispensables à ceux qui soignent les malades en général, en tête desquels nous placerons le lavage des mains.

C'est par le même mécanisme sans doute que certains étudiants en médecine ont été atteints de fièvre typhoïde après avoir fait l'autopsie de sujets morts de cette maladie.

II. — *Le malade, source de contagion par l'atmosphère qui l'environne.*

Ce n'est pas seulement par le contact direct du malade qu'on peut être infecté, l'atmosphère qui l'entoure est elle-même dangereuse.

L'air est un des intermédiaires les plus importants, après l'eau, entre l'homme malade et l'homme sain ; longtemps considéré comme l'agent principal de la maladie, il a perdu beaucoup de son importance première depuis que l'on attribue à l'eau de boisson le premier rôle dans l'extension de la fièvre typhoïde.

L'opinion actuelle est que ce mode de véhiculation est assez rare, si toutefois même il est possible. S'il convient cependant de réduire ce rôle de l'air comme véhicule, ce serait une erreur de le supprimer, car bien des cas de contagion lui sont avec raison imputables. Il convient de s'entendre sur la façon dont l'air transporte le germe de la maladie. Nous savons que c'est presque exclusivement par les selles que le typhoïdique dissémine le bacille spécifique.

Or il est bien évident que l'air ne reçoit rien de pathogène des déjections au moment de leur expulsion, puisqu'elles sont humides (1). Mais lorsque ces matières se sont desséchées sur les linges et la literie, à la faveur des selles involontaires ou non, et de la chaleur du patient, voire sur les planchers ou d'autres surfaces que la négligence des assistants leur a permis d'atteindre et où elle les abandonne, il est clair qu'elles deviennent aisément poussières, tout aussi bien que le feraient des crachats tuberculeux dans des conditions analogues, et que les bacilles typhogènes se prêtent dès lors à la véhiculation par l'air sur les ailes des particules organiques, plus volumineuses, qui leur sont associées, concrétions fécales, fibres végétales du linge, villosités des couvertures.

On ne voit pas ce qui empêcherait les personnes de l'entourage de respirer ces molécules virulentes et si elles sont réceptives, de contracter par ce mécanisme la fièvre typhoïde. Cette route n'est pas interdite au bacille d'Eberth plus qu'au bacille tuberculeux. Nous verrons plus loin, dans le chapitre de la contagion par l'habitation, que l'observation et la bactériologie s'accordent pour nous montrer la réalité de l'infection de l'organisme par les poussières tenues en suspension dans l'air. Nos observations XXII, XXIV et XXVI en sont déjà des preuves.

Il est donc indéniable que l'atmosphère environnant le malade peut être contaminée par la dessiccation des produits qui sortent du corps de celui-ci. Cette contamination peut-elle, comme on l'a soutenu récemment, être réalisée par l'air expiré par le typhoïsant? En d'autres termes l'air expiré par les malades peut-il servir de véhicule au bacille d'Eberth? C'est là un point intéressant qui a donné lieu à un certain nombre de tra-

---

(1) Le microbe ne peut s'en détacher qu'après dessiccation de la masse et au moment où elle atteint la pulvérulence. M. Miquel et Nægeli ont démontré que l'air, autour d'une masse putride et répandant à distance des odeurs insupportables, est microscopiquement pur, tant que cette masse est humide.

vaux qui concluent, pour la plupart, à la négative. On connaît les expériences de MM. Straus et Dubreuil, Charrin et Karth, Macé, Flügge, Grancher, etc., etc., qui ont tour à tour publié le résultat de leurs recherches sur cet important sujet : ils ont démontré la pureté optique et bactériologique de l'air expiré.

Récemment, M. Sicard, médecin de l'Hôtel-Dieu de Béziers, a repris l'étude de cette question. Il a trouvé des bacilles d'Eberth dans l'eau où il recueillait l'air expiré par des typhoïsants et il conclut que l'expiration des malades peut chasser des germes spécifiques dans l'atmosphère environnante.

Ces expériences ont une grande portée : elles ont un intérêt considérable car il n'est pas indifférent, au point de vue pratique, de savoir exactement si oui ou non l'air expiré par un typhique est nocif; mais si les données fournies par M. Sicard sont précieuses pour expliquer certains cas de contagion d'origine obscure, on peut se demander comment il se fait que l'entourage des malades ne soit pas plus fréquemment atteint. D'autre part ces faits sont en contradiction flagrante avec ce que nous savons de la pureté de l'air expiré. En raison même de l'importance de cette question il faut donc rester dans une prudente réserve et souhaiter que ces expériences soient contrôlées. Nous devons cependant rapporter l'opinion du Dr Rousselot de Saint-Dié sur ce sujet : « Nous ne craignons pas d'affirmer que la contagion *par l'air expiré* est dangereuse, très fréquente, et s'exerce même après un contact passager et très peu prolongé, sans qu'il soit besoin d'une imprégnation de l'organisme.

Nous avons des exemples : un séminariste quitte notre ville en proie aux premiers symptômes de la fièvre typhoïde et prend le chemin de fer pour retourner chez lui; entre autres particularités, on remarque qu'il a surtout une haleine d'une fétidité horrible. Il voyage quelques instants en face d'une jeune fille qui, impressionnée par cette fétidité de l'haleine de son vis-à-vis, tient la glace du compartiment ouverte. Cette jeune fille prend la dothiénentérie et succombe. Elle venait d'une localité où aucun cas de la maladie n'était constaté. Un autre séminariste éprouvait les premières atteintes du mal, mais continuait à suivre le régime commun. Il avait six camarades, compagnons habituels des promenades et récréations; son haleine était d'une horrible fétidité : ses camarades le remarquaient et s'en trouvaient incommodés, tous les 6 furent atteints. Une jeune laitière, habitant à 3 kilomètres de Saint-Dié, porte quotidiennement le lait en ville. Au cours de sa tournée, elle pénètre quelques instants près d'une jeune femme atteinte d'une forme très grave de fièvre typhoïde. Ce cas était unique dans le quartier, et la maison où se trouvait la malade, isolée de tous côtés par de grands jardins. La malade avait une haleine horriblement fétide, et ce détail m'avait frappé dès le début. Malgré la brièveté du contact notre laitière prend la maladie et l'importe dans son village où il n'existait aucun cas. Est-il téméraire de considérer ces cas comme des exemples avérés de contagion par l'air expiré provenant de la malade? Notre laitière n'a pas respiré d'émanations fécales, d'ailleurs la ventilation de la chambre très spacieuse se faisait rigoureusement ainsi que la désinfection suivie de l'enfouissement profond des déjections. »

Nous rapportons ces observations pour ce qu'elles valent mais il était nécessaire que nous en parlions dans ce travail spécialement destiné à traiter les questions de cet ordre.

Quoi qu'il en soit, rappelons que c'est surtout par les poussières qu'elle tient en suspension que l'atmosphère qui environne le malade est capable de transmettre la maladie. Il semble aussi qu'il faille un séjour prolongé dans la chambre du typhoïdique pour être atteint. Piedvache l'avait, du reste, déjà remarqué (1850) quand il dit que la fièvre typhoïde est contagieuse quand il y a défaut de renouvellement de l'air qui entoure le malade et séjour plus ou moins prolongé de l'individu sain dans cet air non renouvelé.

III. — *Le malade, source de contagion par son linge, sa literie, ses vêtements et les objets à son usage en général.*

Puisque le malade est susceptible, par les produits pathologiques auxquels il donne naissance, de contaminer tout ce qui l'entoure, il va de soi que les objets qu'il rencontrera sur sa route sont également aptes à un degré plus ou moins élevé à recueillir et à garder une part de la matière spécifiquement dangereuse.

Les linges, la literie, les vêtements sont incontestablement des réceptacles de matières typhogènes et ces objets étaient tenus pour véhicules efficaces de la fièvre typhoïde par Bretonneau et Gendron. Les blanchisseuses, celles des hôpitaux, en particulier, sont de l'avis de maint auteur autorisé, fort exposées à la maladie, preuve directe du danger qu'il y a à manier les linges souillés par les typhiques. « C'est un fait dont mon expérience ne me permet pas de douter, dit Griesinger, surtout en raison de la fièvre typhoïde fréquente parmi les blanchisseuses des hôpitaux. » Le D' Tweedie, cité par Guéneau de Mussy dit qu'autrefois on ne trouvait plus de blanchisseuses pour le Fever Hospital de Londres, parce que toutes celles qui avaient accepté cette tâche avaient contracté la fièvre (1). La fièvre typhoïde atteignit une blanchisseuse qui n'avait pas bu la même eau que les camarades, mais qui avait lavé leur linge, dit Murchison, et Bretonneau rapporte qu'une femme du bourg de Beaumont, chargée de laver, avant de le lessiver, le linge d'un malade, et qui n'eut avec celui-ci aucune communication, se plaignit d'avoir été incommodée par l'odeur du linge qu'elle avait lavé. Cinq ou six jours plus tard une céphalalgie intense, précédée de frissons et accompagnée de vertiges, marqua l'in-

(1) Il y a lieu de se demander si, dans ce cas, on n'avait pas affaire au typhus.

vasion de la dothiénentérie, qui fut grave. Il n'y avait à cette époque aucune épidémie dans le pays.

Budd rapporte qu'en 1867 une blanchisseuse demeurant à deux milles d'une famille envahie par la fièvre typhoïde, et qui lavait le linge de cette famille, contracta la maladie qui atteignit ensuite deux de ses sœurs vivant sous le même toit qu'elle. Les exemples de communication de cette affection par du linge ou des vêtements contaminés étaient très communs autrefois, ajoute Budd, mais instruit par une expérience cruellement achetée, le public a compris l'importance de la désinfection du linge sale des malades avant de l'envoyer au blanchissage. C'est encore à Budd que nous empruntons le fait suivant :

OBSERVATION XLVIII. — Un garçon de 12 ans arrive de Londres malade de la fièvre typhoïde, dans un hôtel de l'Engadine, où les conditions sanitaires étaient excellentes ; il meurt dix jours après son arrivée, entouré de divers membres de sa famille, son père, sa mère et sa tante. Celle-ci avait été particulièrement chargée de ranger le linge qui servait au malade. Deux jours après la mort de celui-ci, la famille se disperse ; la tante part pour l'Allemagne. Elle éprouve en route les prodromes de la maladie et meurt de dothiénentérie quelques jours après être rentrée chez elle.

La literie n'est pas moins dangereuse que le linge des typhiques et cela se conçoit facilement. Il ne manque pas d'observations de ce genre. Gendron, notamment, en rapporte quelques-unes, qui sont du reste contestables. Nous citerons l'exemple suivant emprunté à Murchison :

OBSERVATION XLIX. — En 1859, la femme d'un boucher résidant dans le petit village de Warbstowe, alla à Cardiff dans le pays de Galles, pour voir sa sœur qui était malade, et qui mourut bientôt de la fièvre typhoïde. Elle rapporta la literie de sa sœur. Une quinzaine de jours après son retour à Warbstowe, une autre sœur s'occupa d'étendre à l'air ces objets. Bientôt après, elle tomba malade de la fièvre typhoïde qui se répandit autour d'elle en rayonnant comme d'un centre. La femme qui avait été à Cardiff n'eut jamais la fièvre. Il n'y avait jamais eu aucun cas à Warbstowe avant son retour ; il n'y en avait pas non plus auparavant de cas dans le voisinage et il n'y en eut pas davantage après.

Le Dr Alison, de Baccarat, relate un cas de ce genre, plus précis encore :

OBSERVATION L. — Dans la famille T..., composée du père, de la mère, de deux fils, 18 et 15 ans, et de deux filles plus jeunes, les deux fils sont atteints de fièvre typhoïde à dix mois d'intervalle, l'un le 4 septembre 1878, l'autre le 15 juillet 1879. La famille qui habitait Réclonville, petit village de Meurthe-et-Moselle, vient habiter le village d'Azerailles vers le 15 février 1880. Or le 12 septembre de la même année, la mère des enfants T... prit elle-même une fièvre typhoïde dont elle mourut après trois semaines de maladie.

D'où venait ce cas dans un village où depuis 1858-59 aucune épidémie n'avait sévi ? La nouvelle maison habitée par la famille T... fut même épargnée pendant ces deux années meurtrières. La femme T..., qui quittait très rarement sa maison, n'était pas sorti d'Azerailles depuis quatre mois. Aucune personne malade ne pénétra dans cette famille depuis son arrivée dans cette commune. Une fontaine d'eau de source de bonne qualité alimente la maison : elle est exempte de toute souillure organique. Rien à redire des fosses d'aisances qui sont placées assez loin de la maison, au bout du jardin. Pas d'égouts autour de la maison. Notre examen ayant ensuite porté sur les objets de literie, nous avons appris que cette famille, avant de quitter Réclonville, avait procédé à un lavage général comprenant les linges de table et les vêtements, mais avait négligé de laver la toile servant d'enveloppe à la paillasse du lit de la malade et sur laquelle on voyait encore plusieurs souillures de l'étendue de la main, provenant des matières fécales des deux fils. Dès lors nous devions admettre que cette toile d'emballage sur laquelle couchait la femme T... pouvait renfermer des germes typhogènes provenant de la maladie de son second fils et avoir servi à la contamination de la pauvre mère.

Berthet, alors interne des hôpitaux de Lyon, attribue aux objets de literie et d'habillement une épidémie qui se développa dans un local encombré et mal aéré d'ailleurs, où avait été malade pendant quelques jours, plus de deux mois auparavant, un individu mort de fièvre typhoïde à l'Hôtel-Dieu ; cette épidémie qui frappa presque simultanément et à des degrés divers cinq habitants du même local, céda à des mesures de désinfection. Elle ne présenterait aucun intérêt, dit l'auteur, si elle ne montrait clairement l'évidence de l'infection par le local, la literie et les effets d'habillement, même à longue échéance, et en dehors des ingesta et surtout de l'eau qu'on rend généralement responsable.

M. Salivas, à Langres, incrimine l'infection des effets de couchage ayant servi à des hommes atteints au début de l'épidémie et utilisés ensuite sans désinfection suffisante. M. Passot, à Amiens, relate plusieurs cas développés chez des militaires qui avaient couché dans la literie de soldats atteints quelque temps auparavant. (Colin. Rapport de 1882.)

Quincke cite un fait de même ordre qui lui a été communiqué par Salchli : il s'agit de trois enfants qui prirent la fièvre après avoir joué sur la paille qui avait servi au coucher des soldats français internés et atteints de dothiénentérie, à Aarberg (Homolle).

On conçoit facilement que les matelas soient aussi des véhicules importants du bacille pathogène : ils sont alors surtout dangereux pour ceux qui les cardent plus tard. Nous avons vu plus haut que le D' Laveran rapporte le fait d'un infirmier atteint de typhoïde, et qui était spécialement affecté à la matelasserie.

Les vêtements sont également un moyen de transport du bacille d'Eberth.

A. Müller raconte que la femme d'un instituteur d'Oberwyl contracta la fièvre typhoïde dans un voyage et revint malade chez elle. La contagion s'étendit à la famille et à un grand nombre de personnes de la commune qui toutes avaient eu des relations directes avec les malades, tandis que les habitants des maisons voisines étaient épargnés lorsqu'ils n'avaient eu aucun rapport avec les typhoïdiques. L'épidémie semblait terminée, lorsque, deux mois plus tard, un fonctionnaire, qui vint faire l'inventaire des effets dans la maison de l'instituteur jusque-là fermée, prit la fièvre typhoïde. Enfin, trois semaines après, la maladie éclata dans une pauvre cabane où habitait, à une demi-heure d'Oberwyl, une famille nombreuse qui avait acheté la literie de l'instituteur décédé.

Budd, d'après le D' Clarkes, dit aussi que les prêteurs sur gages et les marchands de vieux vêtements qui reçoivent en dépôt ou achètent les effets des fébricitants paient un large tribut à la fièvre.

Un bel exemple de contagion par les vêtements nous est fourni par Gelau, médecin militaire allemand.

Observation LI. — La première fraction du régiment d'artillerie, n° 26, occupe à Oldenbourg deux casernes restées indemnes de la fièvre typhoïde jusqu'au jour où elle l'apporta de France en 1873. La maladie sévissant presque exclusivement sur les hommes d'une caserne on pouvait déjà conclure que ni l'eau de boisson, ni les latrines, communes aux deux casernes, n'entraient pour rien dans sa production. On incrimina donc les émanations du sol : le sol de la caserne et celui de la cour avoisinante furent imperméabilisés ; en outre les chambres furent désinfectées à fond par l'acide sulfureux. Toutes ces mesures n'améliorèrent que temporairement l'état sanitaire, et la dothiénentérie recommença ses ravages. En dressant un tableau des cas de fièvre typhoïde depuis 1873, l'auteur constata que la deuxième batterie avait toujours eu un nombre de malades supérieur. L'eau, les latrines étant communes à toutes les batteries, les logements ayant été très rigoureusement désinfectés, il ne restait plus à incriminer que le linge et les vêtements. L'auteur se fit présenter les chemises, caleçons et pantalons de la deuxième batterie ; il constata que presque sans exception ces effets étaient plus ou moins souillés par des matières fécales desséchées, particulièrement les doublures de pantalon. Poursuivant cette voie, l'auteur arrivait bientôt à la conviction que de tous les vêtements les culottes de cheval seules constituaient le corps du délit. La plupart des malades étaient en effet des conducteurs ; or, on ne pouvait raisonnablement accuser le service à cheval de prédisposer à la fièvre typhoïde.

Ces constatations engagèrent l'auteur à demander la désinfection à fond de tous les vieux vêtements. On les soumit pendant douze heures aux vapeurs de chlore, puis ils furent chauffés pendant plusieurs heures dans le four à désinfection de l'hôpital.

Depuis la fièvre typhoïde n'a plus reparu (18 novembre 1884) ». D'après Mackiewicz.

MM. Constan et Dubruille ont remarqué, au temps où le

magasin d'habillement des corps était commun à toutes les compagnies, que les employés qui manipulaient les effets, parmi lesquels ceux des hommes entrés à l'hôpital, fournissaient un contingent plus élevé à la maladie que les autres soldats.

Le danger n'existe pas seulement dans les linges, la literie et les vêtements du typhoïdique ; tous les objets quels qu'ils soient, dont se sert le malade, sont aptes à transmettre le contage. C'est ici le cas de rappeler l'exemple de Lemoine qui attribue trois cas de contagion hospitalière à l'emploi de chaises percées réservées aux typhoïdiques. Le Dr Œttinger se demande aussi, si dans un cas où le malade faisait un fréquent usage des lavements, il ne s'est pas servi de la canule contaminée par un typhique. C'est peut-être, il est vrai, vouloir trouver, malgré tout, un contact que l'on croit indispensable.

Il est facile de comprendre que les livres, les journaux que se prêtent les malades, surtout à l'hôpital, puissent transmettre le bacille qui est encore virulent.

Sans entrer dans le détail qui serait infini de tous les objets susceptibles d'être les agents de transmission de l'agent pathogène, l'explication paraît simple à fournir.

Les matières fécales typhoïdiques pulvérulentes ou desséchées, contenues dans les linges, les vêtements ou répandues sur la surface des objets contaminés, souillent les mains de qui les touche et de là le germe ne tarde pas à passer dans les voies digestives. Le plus souvent, c'est en répandant dans l'air la poussière que soulève la manipulation des effets dangereux, que se fait l'infection de l'individu sain, nous verrons plus loin par quel procédé intime.

IV. — *Le malade, source de contagion par l'habitation qu'il a infectée.*

Nous allons maintenant aborder l'étude d'un mode de transmission de la fièvre typhoïde tout à fait intéressant ; nous voulons parler de la contagion par l'habitation occupée par un typhoïsant. Pour que cette contagion soit possible, il faut que l'habitation elle-même ait reçu et conserve le bacille.

Comment le reçoit-elle ? D'après ce que nous avons dit précédemment, on peut déjà s'en faire une idée. Les produits pathologiques émanés du malade, malgré les précautions prises, ne sont pas sans atteindre les murs ou les planchers, soit directement, soit indirectement par les linges souillés qu'on dépose par terre, dans les coins, en attendant leur transport hors de la chambre. Toutes les surfaces, tous les recoins où peuvent se déposer des poussières sont aptes à garder les microbes typhogènes pour les rendre plus tard. Les planchers sont surtout en cause et cela se conçoit : les poussières spécifiques qui existent forcément dans la chambre du malade se déposent et se logent dans les fentes du parquet et dans l'entrevous. Elles y restent en repos jusqu'à ce que, par suites de circonstances diverses, secousses imprimées par la marche, courants d'air un peu vifs, balayages intempestifs surtout, elles se répandent dans l'air, infectant les gens qui occuperont le logement. On comprend l'extrême importance qui s'attache à ce mécanisme de la contagion.

Nous en avons aujourd'hui des exemples probants. La plupart nous sont fournis par les épidémiologistes militaires, plus à portée que leurs confrères civils de faire une enquête minutieuse lorsqu'une épidémie de fièvre typhoïde vient à éclater dans une garnison. Dans l'armée, en effet, à peine quelques cas de dothiénentérie sont-ils déclarés que l'eau bue par le corps de troupe atteint est envoyée au laboratoire de bactériologie du Val-de-Grâce, où elle est soigneusement analysée. Il est donc plus facile de rapporter alors la fièvre typhoïde à sa véritable cause, que ce soit l'eau ou tout autre milieu. Or, certains médecins ont observé assez fréquemment dans les casernes, des séries de cas répartis sur une période relativement courte et provenant tous d'une seule ou de quelques chambrées : cette limitation du mal à un groupe d'individus qui, à part leur cohabitation dans la même pièce, sont assujettis aux mêmes conditions hygiéniques que l'ensemble de la troupe, cette limitation, jointe à la non-constatation du bacille dans l'eau, dénote l'existence de foyers infectieux dans l'habitation.

Déjà, avant qu'on accusât ouvertement l'eau de boisson, le Dr Colin avait remarqué que le séjour d'une fraction de troupe en proie à la fièvre typhoïde porte à un degré extrême l'infection spécifique des locaux où cette troupe s'abrite, les convertit en foyers et que, quels que soient les aliments, les boissons, le sol et les alentours, l'air de cette caserne est pestilentiel. M. Colin recommandait, en conséquence, de la façon la plus pressante et avec infiniment de raison, d'abandonner d'abord cette atmosphère. C'est le premier élément de la prophylaxie et un élément si puissant que son application suffit souvent à elle seule pour couper court à l'épidémie, sans qu'on ait changé rien autre chose que l'air. Or, un seul malade fait dans une pièce, en petit, ce qu'une troupe fait dans une caserne.

La littérature médicale contient un certain nombre de faits prouvant la contamination des locaux par le bacille typhoïdique. On a le plus souvent eu l'occasion de le constater pour les planchers.

En 1883, Emmerich signale une chambrée de la caserne d'Albertstadt (Dresde) où plusieurs soldats furent atteints l'un après l'autre de la fièvre typhoïde. On enleva quelques planches du parquet et on trouva au dessous un véritable marais qu'avaient produit de fréquents lavages à grande eau. Là était probablement l'origine du mal, car la chambre assainie et désinfectée ne présenta plus de malades.

Michaelis incrimine aussi les planchers dans une petite épidémie qui survint à Larino (Tyrol) en 1883.

Kocher cite une maison de Saint-Pétersbourg où 7 personnes

sur 22 furent prises de fièvre typhoïde en deux mois. On remplaça les planchers et la maladie cessa.

Dans son Traité des maladies épidémiques, M. Kelsch rapporte de nombreux exemples d'infection typhoïdique par la réfection de planchers contaminés.

« En 1884, 5 cas de dothiénentérie se succèdent rapidement dans deux chambres du fort de Romainville, pendant qu'on y exécutait des travaux de réparation aux planchers.

De mars à mai 1885, 7 cas se produisent successivement à la caserne de Saint-Paul, à Verdun. Les hommes atteints appartenaient tous au 87ᵉ de ligne : ils habitaient des chambres séparées, mais donnant, à des étages différents, sur un même escalier. La petite épidémie respecta, au contraire, les soldats du 54ᵉ de ligne qui occupaient le même casernement, mais avaient à leur disposition des escaliers différents de ceux du 87ᵉ. Cette limitation du mal à ce dernier corps ne pouvait être attribuée ni à l'eau ni aux latrines, communes aux deux groupes. M. Sallé n'a pu lui assigner d'autre cause que la réfection du plancher d'une des chambres occupées par le 87ᵉ, et le dépôt momentané des déchets au pied de l'escalier desservant les chambrées où s'étaient déclarés les cas de fièvre typhoïde.

Des observations semblables furent faites un peu plus tard, dans la même caserne, par M. Bouchez. Du 7 au 27 novembre 1886, 5 hommes du bataillon de forteresse du 94ᵉ entrèrent à l'hôpital pour fièvre typhoïde. Cette petite épidémie, qui disparut aussi brusquement qu'elle était née, respecta complètement le bataillon du 43ᵉ, logé dans le même bâtiment. Or il s'est trouvé encore que quelques-uns des locaux occupés par le 94ᵉ et desservis par des escaliers spéciaux (nᵒˢ 3, 4 et 5) avaient subi des réparations dans les planchers au début d'octobre, c'est-à-dire pendant le mois qui précéda l'apparition du premier cas de fièvre ; tandis que dans les chambres du 43ᵉ, desservies par les escaliers 1 et 2, il n'avait été effectué aucun travail de démolition.

Enfin, en 1888, du 8 au 18 septembre, trois sujets furent admis coup sur coup à l'hôpital pour fièvre typhoïde au premier septénaire. Ils faisaient partie d'un groupe d'individus qui avaient été particulièrement exposés, du 6 au 15 août précédent, aux poussières soulevées par l'enlèvement des planchers sur une surface de 99 mètres carrés. Dans ces deux derniers épisodes, pas plus que dans le premier, la genèse par l'eau, par l'encombrement, par les fatigues, le surmenage, ne peut être mise en avant, car l'hygiène et les obligations professionnelles étaient exactement les mêmes pour toute la population de la caserne.

Tout récemment, enfin, au printemps de 1889, une petite épidémie éclata au 2e de ligne, à Granville. Elle resta localisée au casernement du 3e bataillon et éprouva surtout la 4e compagnie qui fournit les trois premiers cas et compta cinq décès sur un total de huit. Après avoir éliminé par une analyse rigoureuse les facteurs pathologiques ordinaires, M. Larat, médecin-major, dut s'en prendre encore à l'infection des planchers de la 4e compagnie du 3e bataillon, et les considérations qu'il présente à ce sujet rendent son opinion très plausible. »

Du reste la souillure spécifique des poussières a été démontrée directement par les recherches bactériologiques dont celles-ci ont été l'objet dans certains cas.

Lors d'une épidémie de fièvre typhoïde qui sévit de novembre 1884 à fin janvier 1885 à la caserne de marine à Copenhague, relativement légère, puisque sur 250 hommes, 29 furent atteints sans un seul décès, Trydc préleva des parcelles de la terre placée sous le plancher de la partie de la chambre correspondant au lit du premier marin atteint. Les échantillons, soumis à des cultures faites avec le plus grand soin et de concert avec M. le Dr Salmonsen, docent en bactériologie, ont donné des bacilles qui, aussi bien sous le rapport de leur structure que sous celui de leur développement dans la gélatine et sur la pomme de terre, étaient identiques au bacille de Gaffky. Pour donner à ses résultats un caractère de plus grande certitude, M. Tryde avait renoncé, pendant qu'il expérimentait avec des échantillons de terre, à faire des cultures de contrôle au moyen de la matière morbide provenant de malades morts de dothiénentérie. Les recherches comparatives ont été faites plus tard et ont confirmé les premiers résultats. (D'après la *Semaine médicale*.)

Le Dr Chour, médecin militaire russe, à propos d'une épidémie, a trouvé également le bacille d'Eberth dans les poussières du casernement. Nous ne pouvons mieux faire que reproduire, d'après M. Vaillard, cette belle observation :

OBSERVATION LII. — Deux régiments d'infanterie stationnés à Jitomir et recevant la même eau potable sont inégalement atteints par la fièvre typhoïde. L'un, le 127e, fournit une morbidité de 9.6 pour 1000 en 1885 et de 3.2 pour 1000 en 1886 ; l'autre, le régiment de Kourtk, présente pendant les mêmes périodes une morbidité bien plus élevée et dont l'étude détaillée aboutit à des constatations significatives.

Ce régiment de Kourtk est réparti en des points différents de la ville. La fraction logée à la caserne Hammermann se fait remarquer par une morbidité typhoïde de beaucoup supérieure à celle qui est relevée pour l'ensemble des autres parties du même corps. Tandis, en effet, que les atteintes portant sur ces dernières étaient de 11 pour 1000 en 1885 et de 16 pour 1000 en 1886, elles se chiffraient à la caserne Hammermann par 15 pour 1000 en 1885 et 50.7 pour 1000 en 1886. Une donnée plus importante encore se dégage des éléments de la statistique : parmi les troupes de la caserne Hammermann, une compagnie, la 4e, est surtout frappée en 1886 et fournit à elle seule 14 cas de fièvre typhoïde sur un effectif de 90 hommes, soit la production énorme de 155 pour 1000.

Cette manifestation intensive de la maladie en une partie limitée de la caserne Hammermann suggérait l'idée d'un facteur étiologique localisé en quelque sorte dans les chambres dont les occupants étaient si éprouvés. Aussi en décembre 1886 le médecin en chef du corps d'armée provoqua-t-il l'évacuation des locaux occupés par la 4e compagnie, et la désinfection énergique non seulement des murs et planchers, mais encore des effets d'habillement et de la literie. Ceux-ci furent soumis à la vapeur d'eau, les planchers furent enlevés, tout l'entresous fut imprégné d'acide phénique à 5 pour 100 et son contenu renouvelé. Le stucage des murs et des plafonds fut démoli ; on fit vaporiser dans les chambres du chlore mélangé à de l'acide phénique à 5 pour 100, enfin toutes les boiseries furent repeintes à neuf.

Après l'exécution de ces mesures radicales la 4e compagnie occupe à nouveau son casernement habituel : sa morbidité typhoïde se réduisit à 1,7 pour 1000 en 1887, et devint nulle en 1888.

Or, pendant le même laps de temps, dans les chambres de la caserne qui n'avaient pas été soumises à la désinfection, la fièvre typhoïde continuait à sévir avec persistance, donnant une morbidité de 22 pour 1000 en 1887 et de 33 pour 1000 en 1888, alors que les atteintes n'étaient que de 11 pour 1000 et de 16 pour 1000 dans l'ensemble des autres parties de la garnison.

La disparition si remarquable de la maladie dans les locaux soigneusement désinfectés, sa persistance, au contraire, et à un taux élevé, dans ceux qui n'avaient été l'objet d'aucune mesure de ce genre, apportaient une confirmation de plus à l'hypothèse d'une cause locale, inhérente à l'habitat lui-même. Sur l'avis du médecin en chef du corps d'armée, les poussières du plancher et de l'entrevous des chambres infectées furent soumises à un examen bactériologique. Dans ces poussières éminemment riches en microbes (14 millions par gramme), on parvint à déceler la présence du bacille typhique : c'était l'explication précise des particularités mises en lumière par la statistique et la démonstration complète du rôle joué par les souillures des parquets dans la fréquence plus grande de la fièvre typhoïde à la caserne Hammermann.

Les chambres contagionnées furent immédiatement évacuées et les hommes allèrent camper dans un bois voisin de Jitomir. Trois cas furent encore constatés du 5 au 20 mars chez des hommes qui avaient quitté la caserne en état d'incubation ; mais, à partir de cette époque, aucun cas ne fut constaté, ce qui permit de considérer la maladie comme éteinte.

Uptadel à Augsbourg, Birsch-Hirschfeld à Leipzig, d'après une citation du Dr Chour, auraient de même décelé la présence du bacille typhique dans des circonstances identiques.

En France, un fait analogue est raconté par M. Kelsch :

OBSERVATION LIII. — Du 15 au 20 décembre 1891, six cas de fièvre typhoïde se développèrent dans un seul pavillon du quartier d'Aboville à Poitiers. La qualité de l'eau n'ayant pu être mise en cause, on analysa les poussières recueillies sur le plancher du pavillon infecté, poussières qu'on soupçonnait avoir été souillées par des parcelles de matières fécales apportées des latrines en réparation par les chaussures des hommes. L'analyse bactériologique, qui fut faite par M. Lhéritier de Chézelles, y décela la présence du bacille d'Eberth, et cette constatation fut confirmée ultérieurement par M. Vaillard à qui les poussières incriminées furent soumises. Ajoutons que l'existence du bacille dans les latrines de cette caserne n'avait rien de surprenant, car une grave épidémie de fièvre typhoïde avait sévi dans le quartier pendant l'hiver 1889-90.

Dans une communication à l'Académie de médecine, MM. Sanglé-Ferrière et Remlinger ont également décelé la présence du germe spécifique dans les poussières d'un casernement de la 8ᵉ compagnie de remonte à Tunis, à l'occasion d'une épidémie.

OBSERVATION LIV. — Cette petite épidémie (six hommes furent atteints, dont deux moururent), qui a évolué en octobre-novembre 1896 est restée circonscrite à un détachement de 50 cavaliers de remonte, installés dans deux vieilles chambres de la caserne Forgemol, épargnant totalement les autres corps de troupe, logés dans le même quartier. Une pareille localisation mettait hors de cause les facteurs étiologiques ordinaires de la fièvre typhoïde, notamment l'eau de consommation qui est la même pour toute la troupe et qui est d'ailleurs de qualité excellente : elle vient des sources de Zagouhan.

Cette circonstance amena les auteurs à incriminer la poussière des deux chambres frappées ; son rôle pathogène avait été déjà soupçonné lors d'épidémies précédentes, mais cette fois le soupçon fut changé en certitude par l'examen bactériologique. Le 26 novembre des poussières furent prélevées dans l'une des deux chambres incriminées, sur le sol dallé, sur les parois murales et dans les interstices des planchers du plafond. Le procédé d'Elsner, appliqué à leur analyse, y a fait découvrir le bacille coli et un autre bacille ayant toutes les propriétés morphologiques et biologiques du bacille d'Eberth y compris le phénomène de l'agglutination. De nouveaux prélèvements opérés le 4 décembre et analysés de la même manière ont donné des résultats identiques ; on y trouva aussi le bacille pyocyanique. L'évaluation quantitative des microbes a donné 3 500 000 aérobies par gramme de poussière de la première chambre et 7 millions pour la seconde. L'analyse bactériologique de l'eau n'y a fait découvrir que des espèces banales ».

J'ajoute, dit le Dʳ Kelsch, rapporteur, que l'un des deux auteurs, M. Remlinger, est rompu à toutes les difficultés de la technique bactériologique. Il a travaillé pendant deux ans sous la direction du P' Vaillard ; c'est dire que ses résultats n'ont pas besoin d'être contrôlés.

Ce fait est des plus suggestifs. Il est certain que dans ce cas ce sont bien les poussières qui ont causé l'épidémie ; la contre-épreuve en est que l'évacuation des deux salles y a mis brusquement fin. C'est là un nouveau témoignage du rôle des poussières dans la véhiculation des germes pathogènes : elles sont, à cet égard, aussi importantes à considérer que l'eau de boisson. La destruction des poussières et l'imperméabilisation des planchers sont aussi indispensables que la purification de l'eau (Kelsch).

MM. Remlinger et Schneider ont également trouvé le bacille d'Eberth dans les poussières recueillies sur le plancher du laboratoire de bactériologie du Val-de-Grâce, et dans l'entre-vous d'une chambre de caserne (Cahors) en l'absence de toute manifestation typhoïdique.

Ces résultats sont absolument opposés aux affirmations de Germano qui prétend que le bacille typhique résiste peu à la dessiccation dans un milieu de poussières où il disparaît presque complètement au bout de 24 heures. Ils sont toutefois confirmés par les expériences d'Uffelmann qui, infectant avec des cultures typhiques de la terre, du sable, des poussières, des étoffes et du bois qu'il avait d'abord stérilisés, a recherché pendant combien de temps les bacilles typhiques résistaient à la dessiccation, à la température de 14 à 16° R., soit de 16 à 20° C. Or il résulte de ces expériences que les bacilles typhogènes restèrent vivants malgré leur dessiccation : 21 jours dans la terre de jardin, 82 jours dans le sable, plus de 30 jours dans les poussières des balayeurs, 60 à 72 jours sur de la toile, 32 jours sur du bois. Encore faut-il remarquer, en ce qui concerne le bois et les poussières, que les expériences ne furent pas poursuivies jusqu'à la disparition complète des bacilles typhiques.

Cette conservation du contage dans les locaux habités et sur les objets inanimés qu'ils renferment peut expliquer sans difficulté la réapparition de la fièvre typhoïde, d'année en année, ou à de plus longs intervalles, dans la même ville, le même quartier, la même caserne, sévissant sur les individus nouvellement arrivés et qui sont réceptifs ou sur les indemnes des années précédentes.

C'est ainsi qu'il faut entendre le fait suivant rapporté par Budd : Une chaumière de laboureurs resta vide pendant deux ans parce que ses derniers habitants avaient presque tous été affectés de fièvre typhoïde. Après ce laps de temps, elle fut louée de nouveau, mais trois semaines après leur installation, plusieurs de ceux qui l'occupaient furent pris de dothiénentérie alors qu'il n'en existait aucun cas dans le voisinage.

Nous avons, écrivait le D' Arnould en 1882, dans la région du Nord une demi-douzaine de casernes très mauvaises, où la réapparition annuelle de la maladie est presque la règle. C'est une réviviscence des germes qui y séjournent. On peut interrompre cette tradition fatale en modifiant profondément les conditions hygiéniques des locaux. C'est ce qui est arrivé pour la caserne du 84° à Avesnes qui avait tous les ans son épidémie estivale depuis 1875. A l'occasion de l'épidémie de 1881, les chambres ont été désinfectées à l'acide sulfureux, blanchies à la chaux ; des fosses mobiles ont été substituées aux fosses fixes. Malgré l'arrivée des réservistes en septembre et de 500 recrues en novembre 1881, l'année 1882 s'est passée sans alerte.

C'est également à l'influence du casernement que le D' Dubrulle attribue une légère épidémie qui sévit sur la garnison de Bourg, en janvier 1893. A deux reprises, l'analyse de l'eau pratiquée par M. Vaillard donne environ 50 germes aérobies par centimètre cube, appartenant à quelques espèces banales ; elle ne contient ni coli-bacille, ni bacille d'Eberth. Par contre la maladie marque une certaine préférence pour un bâtiment de la caserne, le plus vieux et qui a déjà fourni des malades dans des épidémies précédentes.

C'est également dans le sens d'une contamination profonde par les malades, que M. Colin avait raison de dire que les salles des hôpitaux où ont été accumulés depuis longtemps les typhoïdiques, finissent par devenir un foyer d'infection.

C'est à la souillure séculaire et accumulée de l'hôpital de Lille que J. Arnould attribue les cas intérieurs qu'il a observés et que nous avons rapportés dans le chapitre de la contagion hospitalière.

L'hôpital militaire de Nancy semble ou plutôt semblait rentrer dans ce cas à l'époque où le Dr Daga était chargé d'un service de fiévreux. En effet, les cas intérieurs qu'il a signalés sont fort nombreux : en 1874, il y eut 10 cas, dont cinq militaires, deux frères hospitaliers et trois infirmiers : en 1877 il y en eut neuf, chez des militaires en traitement : en 1878 quatre et 21 en 1879 dont deux infirmiers. En 1880, Daga a constaté 32 cas, 49 en 1881 et 12 en 1882. Il admet pour ces deux dernières années, entre autres influences, l'infection par la réparation des planchers. On recueillit un amas considérable de plâtras, de poussières sous le plancher, saturés de matières organiques, de germes morbides provenant de nombreux typhiques traités pendant et après l'occupation allemande, et cet amas resta déposé durant tout le mois de juin dans la cour antérieure, à quelques mètres seulement de la porte d'entrée du casernement des infirmiers. Ce qui incite à croire que ces cas furent bien dus à la souillure profonde de l'hôpital, de ses parquets et de ses murs, c'est que du mois de mai 1882 jusqu'à l'année 1883, sur 217 cas de fièvre typhoïde admis à l'hôpital militaire, on n'a compté que 4 cas intérieurs dont 2 infirmiers. Cette disparition presque complète et remarquable des cas nosocomiaux s'explique très bien par les mesures d'assainissement et de désinfection qui ont été prises. En effet les salles affectées aux typhiques furent désinfectées par des vapeurs sulfureuses.

Les murs furent grattés avec soin et l'enduit fut lavé à l'eau phéniquée. La laine des matelas et des traversins, ainsi que le crin ont été soumis aux vapeurs du soufre. Les couvertures, après désinfection, ont été foulonnées ; les lits en fer ont été repeints. Depuis ce moment, la contagion n'a semblé avoir que peu d'influence.

Rappelons, en terminant ce chapitre, que les cas sporadiques semblent bien indiquer aussi la permanence des germes dans les habitations. Ils sont à l'égard de ces derniers comme autant de passages successifs, au moyen desquels la graine s'entretient et se rafraîchit sans cesse.

V. — *Le malade, source de contagion par l'intermédiaire d'une tierce personne.*

Le malade n'est pas dangereux seulement par lui-même, par l'atmosphère qui l'environne, par ses effets et ses linges, par son habitation ; il peut arriver qu'une personne absolument indemne prenne le contage dans le foyer créé directement par le typhoïsant et transporte ce germe ainsi pris au chevet du malade à d'autres personnes en état de réceptivité, et qui n'ont eu avec celui-ci aucune espèce de rapport.

Ce qui n'était autrefois qu'une ingénieuse hypothèse mérite qu'on s'y arrête un instant, bien que l'expérimentation soit muette à ce sujet. Il est probable, en effet, que la surface extérieure, les mains en particulier, et les vêtements des personnes qui entourent le malade ou séjournent dans son atmosphère, sont capables de recevoir leur part des éclaboussures des produits pathologiques, selles, urines, crachats, sueurs, etc. Rien d'étonnant à ce qu'ils collectionnent des poussières pathogènes qui flottent dans l'air du local où est couché le typhoïsant.

Les conséquences de cette infection sont aisément saisissables, lorsque l'individu qui s'y est exposé est réceptif : il contracte la fièvre typhoïde pour son propre compte ; mais n'est-il pas possible qu'un sujet non réceptif, les ayant pris tout aussi bien, les transporte quelquefois et devienne le véhicule, l'intermédiaire inconscient de la contamination d'autres personnes, réceptives, celles-là, au contact desquelles il pourra se trouver ensuite ?

On trouve, chez les auteurs, quelques exemples d'individus sains qui, ayant séjourné dans un milieu typhoïdique, ont rapporté la maladie dans un groupe sain sans en être atteints eux-mêmes. Malheureusement cette constatation n'est pas facile à faire, pour diverses raisons, mais surtout parce que l'on cherche d'abord dans une autre direction la cause des cas actuels.

Schüler, dans la relation d'une petite épidémie qui éclata dans le canton de Glaris, à Mollis, signale le fait d'un enfant qui, venant d'une maison où sa mère était malade, semble avoir transmis la fièvre sans en être atteint lui-même.

Budd rapporte deux exemples de cette contamination par une tierce personne ; il a soigné pour une fièvre typhoïde grave, le femme d'un boucher de North-Tawton, à une époque où aucun autre cas n'existait dans la ville. La mère de cette femme, quelques jours avant l'invasion de cette maladie, était revenue d'une maison située à 7 milles de là, où elle avait passé plusieurs semaines remplissant les fonctions de garde auprès d'une malade affectée de dothiénentérie.

Observation LX. — Au mois de décembre 1867, deux jeunes filles vivant à la campagne, à deux milles de distance, furent affectées de fièvre typhoïde. Il n'en existait pas dans leur voisinage, mais elles étaient restées le même jour, longtemps enfermées avec une couturière qu'elles avaient fait venir et qui, à cette époque, soignait un de ses enfants atteints de cette maladie. Elles tombèrent toutes deux malades dans les quinze jours qui suivirent leurs rapports avec cette ouvrière.

Le Dr J. Arnould a relevé le cas d'un médecin, le Dr Baelde, qui se demande s'il n'a pas apporté lui-même la fièvre typhoïde à une femme restée sans relation avec le premier foyer de l'épidémie de Marcq-en-Barœul (1882) et qui tomba malade quinze jours après avoir été soignée d'une fausse couche par ce médecin, occupé à la même date à visiter les premiers typhoïdiques. On a clairement retrouvé le transport par des tiers indemnes, dit encore Arnould, dans l'extension de l'épidémie d'Avesnes aux localités voisines en 1891. M. le Dʳ Gardin a bien voulu me communiquer sept observations de ce genre, parmi lesquelles je citerai la façon dont la maladie se répandit à Bas-Lieu : le premier malade de cette localité fut (le 28 juin) un enfant de 10 ans, qui habitait avec sa mère une maison isolée et buvait une eau sans soupçon. La mère, porteuse de pain, exerçait sa profession dans Avesnes, et chez des typhiques. De plus, une jeune repasseuse, huit jours après la mort de son propre frère atteint de dothiénentérie, avait travaillé 24 heures chez la boulangère. Ni l'une ni l'autre de ces deux femmes ne fut malade, mais, le 30 juin, le fils de l'instituteur, camarade intime du premier atteint, se couchait à son tour, puis sa mère et enfin l'instituteur lui-même.

M. Gardin qui soignait des typhiques jour et nuit, et resta indemne, est convaincu qu'il a apporté la maladie à sa bonne qui ne sortait jamais, n'avait jamais bu d'eau d'Avesnes, et fut néanmoins atteinte en août.

M. Siredey a rapporté à la Société médicale des hôpitaux ce fait qu'une femme de ménage ayant son enfant atteint de fièvre typhoïde se rendait tous les jours chez une dame vivant avec son fils, à laquelle elle servait de domestique. Le jeune homme prit la maladie et bientôt après la mère fut également atteinte. Qu'on explique ce cas de la façon que l'on voudra, soit par le transport par les mains non lavées et portées sur la vaisselle ou les aliments, soit par le transport de poussières spécifiques dans les vêtements, le fait n'en reste pas moins acquis.

Nous trouvons dans la thèse du Dʳ Berthier le fait suivant :

Observation LVI. — Un nommé G...., de Rosières, près de Troyes, sa femme et ses deux enfants sont atteints de fièvre typhoïde. La grand'mère de la femme G... reste seule valide dans la maison. Or, une femme de Viélaines, hameau distant de Rosières d'environ deux kilomètres, Mme B... qui fait des fromages et ne boit jamais de lait, demande au Dr Viardin si elle peut recevoir chez elle tous les matins la grand'mère de la femme G... qui lui propose de lui vendre son lait. Sur une réponse affirmative, elle accepte. La femme B... prend la fièvre typhoïde et en meurt, seule dans le village de Viélaines.

Comment expliquer cette coïncidence extraordinaire, si l'on ne veut pas admettre le transport du contage ? Pour notre part nous nous refusons absolument à chercher une autre cause.

Le Dr Hauser, dans sa thèse inaugurale, rapporte aussi que deux sœurs de l'hôpital de Königswinter, qui avaient soigné des typhiques à Dollendorf, soignèrent à leur retour chez elles la femme de l'horloger Stang qui souffrait d'une maladie chronique. Il n'y avait alors aucune épidémie à Königswinter ; cependant les trois enfants de l'horloger Stang ne tardèrent pas à éprouver les symptômes de la dothiénentérie, et furent la source d'une épidémie nosocomiale.

Il cite encore le cas d'un enfant de 10 ans qui fut vraisemblablement contaminé par sa mère qui passait ses journées dans une maison voisine de la leur, à soigner huit dothiénentériques d'une même famille.

Que conclure de tous ces faits ? Ils ne sont pas encore assez nombreux pour qu'on puisse se faire une opinion nette. Nous avons cependant cru devoir les mettre en relief pour attirer l'attention sur une question grosse de conséquences pratiques.

VI. — *Le malade, source de contagion par l'intermédiaire des latrines, cloaques et égouts.*

Si le malade peut constituer un centre de contagion, il en est de même de ses produits pathologiques et particulièrement de ses déjections qui créent un nouveau centre dans les latrines, cloaques et égouts où ils ont été jetés sans désinfection préalable. Dans ce cas, c'est par l'intermédiaire de l'air qui transporte l'agent spécifique, que se fait la contagion.

De même, en effet, qu'une tierce personne peut transporter le contage pris au chevet du typhoïsant, de même l'air est susceptible de propager le microbe pathogène hors du foyer secondaire créé par les déjections du malade.

De quelle manière se fait cette transmission du bacille?

Nous ne ferons que rappeler l'énorme influence qu'on a attribuée pendant longtemps aux émanations fécales ou excrémentitielles de toute nature dans la genèse de la fièvre typhoïde ; est-il besoin de parler des discussions ardentes suscitées par cette question au sein de l'Académie de médecine à propos des épidémies de 1877 et de 1882. Murchison, Budd, Griesinger et beaucoup de médecins français ont attribué les épidémies aux émanations de toutes sortes, aux exhalaisons des latrines mal tenues. En Angleterre, on a mis en cause les égouts et Guéneau de Mussy crut devoir traduire chez nous les accusations dont se remplissaient alors la presse et les échos anglais. Ces explications ne nous satisfont plus aujourd'hui : tout au plus admet-on que ces émanations sont une cause adjuvante dans le développement de la maladie.

Mais alors, comment l'air est-il le véhicule du germe?

Les déjections ou produits pathologiques du malade sont jetés dans des fosses, dans des cloaques ou bien sur des fumiers, le plus souvent sans avoir été désinfectés, soit par ignorance, soit par négligence. Il peut se faire que ces matières excrémentitielles parviennent jusqu'à la nappe souterraine et nous aurons alors une épidémie d'origine hydrique, mais point n'est besoin qu'elles arrivent jusque-là pour être redoutables. Il est une autre façon, heureusement rare, pour elles d'être dangereuses. En effet, ces matières renfermées dans les latrines, fosses ou cloaques peuvent se déposer, par suite de l'évaporation, sur les parois de leur contenant ; elles peuvent s'y dessécher et se transformer en

poussières. La colonne de gaz plus ou moins humide, qui monte
à l'air libre enchaînant avec elle les particules organiques auxquelles sont fixés les bacilles, ceux-ci se trouvent emportés et
disséminés aux alentours de leur foyer d'origine et s'il se trouve
des organismes en état de réceptivité, les infectent soit par la
bouche, soit plutôt par les voies respiratoires.

Nous allons passer en revue toute une série d'observations
qui prouvent que ce moyen de contagion n'est pas dénué d'importance et qu'il peut servir à expliquer bien des cas d'origine
douteuse. Nous verrons quel appui la bactériologie donne à cette
opinion.

Nous emprunterons d'abord quelques exemples à Murchison.
Remarquons que les observations de cet auteur ont été faites
avec le plus grand soin en ce qui touche la contamination possible des eaux de boisson ; pour lui, en effet, la fièvre typhoïde
était due à l'air ou plus souvent à l'eau potable corrompue par
des matières fécales ou organiques en putréfaction. S'il attribue
un rôle à l'air dans ces cas, c'est que réellement l'eau ne pouvait
être mise en cause.

Observation LVII. — Vers Pâques 1848, une formidable épidémie de
fièvre typhoïde éclate dans Westminster School et dans les cloîtres de l'ab-
baye. Pendant quelques jours ce fut une panique dans le voisinage à
cause de la fièvre de Westminster. Aucun cas de fièvre ne s'était manifesté
depuis trois ans dans ces cloîtres et rien ne prouvait qu'elle eût été importée. En onze jours, elle atteignit 36 personnes. Peu de temps avant
l'apparition de cette maladie, il y avait eu deux ou trois journées excessi-
vement chaudes et on se plaignit dans les maisons en question d'une
odeur désagréable au point de donner des nausées. On découvrit que la
maladie suivait très exactement dans sa marche la ligne d'un égout particulier, sale et négligé, immense cloaque dans lequel des matières fécales
avaient été accumulées depuis des années sans aucune issue, et dans lequel
le contenu de quelques autres petites fosses avait été déversé avant l'apparition de la fièvre. Ce cloaque communiquait par des ouvertures directes
avec les égouts de toutes les maisons dans lesquelles la fièvre éclata, à l'exception d'une seule située à une petite distance. La commission sanitaire

de la Métropole déclara que l'épidémie était due à l'état insalubre de cet égout principal.

Il semble bien qu'il n'y ait pas là à invoquer d'autre cause que le contenu de ces petites fosses qu'on a déversé juste avant l'apparition de l'épidémie. Il y avait sans doute dans ce contenu des matières spécifiques qui n'ont pas tardé à prouver leur influence néfaste. Comment expliquer aussi cette concordance absolue des cas de maladie avec la direction de l'égout incriminé, si l'on se refuse à admettre la contagion par l'air?

Observation LVIII (Résumée). — En 1857, six policemen furent admis pour fièvre typhoïde à l'Hôpital des Fiévreux, venant du poste de police de Peckham. Ces hommes affirmaient qu'ils avaient été souvent incommodés par des odeurs infectes dans la salle où ils se tenaient, et ils s'étaient adressés à l'officier sanitaire du district afin qu'il examinât soigneusement le bâtiment. Cet examen fit découvrir que les lieux d'aisances du rez-de-chaussée se déversaient non pas dans l'égout principal avec lequel ils n'avaient aucune connexion, mais dans un vieux puits situé immédiatement au-dessous du passage adjacent à la chambre en question. Une accumulation de plus de dix pieds d'ordures s'était produite là depuis des années, et l'ouverture du puits n'était couverte que par les dalles du passage. Le cloaque fut comblé et la fièvre cessa.

Cette observation semble probante ; depuis des années le puits recevait les déjections des habitants du rez-de-chaussée et émettait des odeurs qui n'étaient pas nocives. Tout à coup survient une épidémie parmi les hommes qui se tenaient dans la salle infectée par ces exhalaisons : il est probable qu'à ce moment des déjections typhoïdiques ont dû être versées dans ce puits et être la cause de la maladie. Si l'on objecte que les policemen pouvaient aussi bien boire de l'eau contaminée précisément par ce cloaque, comment expliquer la disparition brusque de l'épidémie coïncidant avec la fermeture de ce cloaque? Si l'eau avait contenu le bacille, celui-ci aurait subsisté encore un certain temps et des cas nouveaux se seraient déclarés.

Observation LIX. — Pendant l'automne de 1858, une épidémie de fièvre typhoïde éclata à Windsor, vraisemblablement due aux émanations des égouts. Deux des trois quartiers de la ville furent particulièrement frappés ; or, ces deux quartiers avaient un système complet d'égouts, des lieux d'aisances dans l'intérieur des maisons et des éviers avec des conduits dans les cuisines. Ces égouts habituellement remplis par un flot continuel d'eau de la Tamise, se trouvèrent remplis par les ordures accumulées, lors de la grande sécheresse qui abaissa le niveau du fleuve. Des exhalaisons fétides en émanaient. Les riches et les pauvres furent également frappés dans ces deux quartiers, mais les cas furent plus nombreux et plus graves dans les bas quartiers où tous les égouts de la ville se réunissaient et où ils avaient la pente la moins forte. Le quartier de la ville qui fut presque exempt de fièvre était le plus pauvre et le choléra y avait sévi en 1849. Bien que les égouts de cette partie de la ville eussent souffert du manque d'eau, les lieux d'aisances étaient en dehors des maisons et il n'existait aucune communication ni par les conduits d'évier, ni autrement, entre les égouts et l'intérieur des maisons. — Aucun cas de fièvre n'eut lieu au château de Windsor qui avait un égout particulier bien ventilé et irrigué chaque matin par une source spéciale. Quelques-unes des maisons dépendant des écuries royales et dont l'égout communiquait avec l'égout particulier du château eurent le même privilège. Dans le reste des écuries communiquant avec l'égout de la ville, il y eut trente cas de fièvre et trois décès. *Cependant tous les habitants des écuries s'approvisionnaient d'eau à la même source.*

Voilà, nous semble-t-il, un cas bien probant de contagion de la fièvre typhoïde par des égouts ayant indubitablement reçu des déjections typhoïdiques.

W. Budd qui, au contraire de Murchison, fut le précurseur des idées actuelles sur la spécificité des matières excrémentitielles des typhoïdiques et leur action sur l'eau potable, décrit quelques épidémies qui lui paraissent se rapporter à un transport par l'air du principe infectieux contenu dans des fosses d'aisances. Une des plus intéressantes est celle connue sous le nom d'épidémie du couvent du Bon-Pasteur.

Observation LX. — Ce couvent, installé dans un ancien château, ne laissait rien à désirer sous le rapport des conditions hygiéniques ; deux puits, à l'abri de toute infiltration de voisinage, donnaient une eau salubre. Au mois de novembre 1863, la fièvre typhoïde fut introduite dans le couvent par une jeune fille qui l'avait contractée dans une famille habitant à 20 lieues de là, et qu'on avait ramenée au couvent. Les déjections de la malade furent jetées dans les cabinets de l'infirmerie, et son linge sale fut lavé dans la buanderie commune. Six semaines après l'entrée de cette malade à l'infirmerie (1), une jeune fille, après 8 jours de malaise, fut prise de la maladie ; elle avait visité la première malade à l'infirmerie et était employée à la buanderie. Cependant, d'autres cas ne tardèrent pas à éclater et quand le D* Budd fut appelé le 29 février, 30 des pensionnaires sur 160 environ étaient atteintes. Budd prescrivit aussitôt la désinfection des matières, des lieux d'aisances, du linge et de la literie, ce qui amena la cessation complète de tout cas nouveau dans les quarante-huit heures qui suivirent. Les égouts examinés furent trouvés obstrués et le conduit principal rompu en amont de l'obstacle formait un vaste cloaque qui ne se trouvait pas d'ailleurs dans de mauvaises conditions, entouré de tous côtés par des maçonneries solides et sans communication possible avec aucun des réservoirs d'eau. Cette interruption du drainage, en renfermant dans le couvent les émanations des vidanges, avait favorisé la dissémination du principe infectieux bien qu'aucune odeur ne se fît sentir. Ces émanations semblent donc bien n'être devenues nocives que du jour où l'on a déversé dans le cloaque des matières typhoïdiques.

Le D* Bribosia, membre de l'Académie de Belgique, n'hésite pas à attribuer aux émanations spécifiques des égouts deux épidémies qui sévirent, l'une dans un pensionnat de Londres, l'autre au séminaire de Namur, en 1871-72.

Au mois de juillet 1887, M. Devalz, d'Eaux-Bonnes, communiquait à la Société médicale des hôpitaux la relation d'une épidémie qui montre que la fièvre typhoïde peut être transportée par l'air hors du foyer créé par les déjections du malade.

OBSERVATION LXI (Résumée). — Une dame arrive à Eaux-Bonnes vers la fin de juillet 1886 présentant les symptômes de la fièvre typhoïde. Elle descend dans un hôtel où elle habite le premier étage, à proximité d'une chambre étroite et mal éclairée où sont installées les quatre filles du maître de la maison et une petite cousine. Cette pièce, si encombrée,

---

(1) Budd pense que dans les cas où la matière du contagium n'est pas mêlée aux boissons, l'infection est beaucoup plus lente à se produire.

prend jour sur une galerie couverte, par une seule fenêtre située à un mètre à peine de la porte des cabinets d'aisances qui se trouvent sur cette même galerie, en contiguïté avec le mur de la chambre.

Les déjections de la malade sont déversées dans les latrines sans aucune désinfection.

Le 21 août, la fille aînée de la maison, 13 ans, tombe malade ; trois jours après, la sœur cadette présente aussi les symptômes de la dothiénentérie. Presque aussitôt la plus jeune des quatre sœurs est également atteinte, bien que, dès le début de l'épidémie, les enfants aient été séparées individuellement et que la chambre qu'elles occupaient tout d'abord ait été évacuée. Les mesures de désinfection les plus minutieuses furent prises pendant la maladie de ces trois enfants et, bien que l'hôtel fût encore habité par un très grand nombre d'étrangers, il ne s'est produit aucun nouveau cas.

Ces trois cas apparus presque simultanément, dit M. Devalz, semblent bien dus à une même cause et l'on est tenté de chercher la voie du fléau dans le transport des déjections non désinfectées de la première typhique à travers la galerie devant la fenêtre toujours ouverte des filles de la maison, dans leur diffusion à travers les fosses situées en contiguïté immédiate avec le mur de la chambre de ces enfants, et dans les échanges nécessaires qui devaient avoir lieu entre l'air de cette chambre et les miasmes des cabinets. L'eau de la ville étant dépourvue d'organismes, comme cela était probable et comme cela a été constaté, il semble que l'on ne puisse incriminer étiologiquement, dans cette épidémie, que la contamination de l'air de la chambre des petites malades par les miasmes émanés des déjections de la première typhique.

Le Dr Aubry, dans sa thèse, rapporte aussi le cas d'un jeune homme atteint de fièvre typhoïde qui revient dans sa ville natale pour achever sa convalescence. Les cabinets de sa maison prennent jour par une lucarne sur le jardin d'un M. C...., banquier, qui se plaint à plusieurs reprises des émanations fétides qui s'en dégagent. Au bout de quelques jours, ce même M. C... est atteint d'une fièvre typhoïde dont il meurt. La transmission par l'eau ne peut être indiquée dans ce cas parce que le jardin ni la maison ne possèdent de puits ou de pompe. M. C..., pour les besoins de sa consommation, devait se procurer l'eau à une fontaine publique située à 300 mètres environ de son habitation. Ce fait semble bien net.

Empruntons au Dʳ Coutenot, professeur à l'école de médecine de Besançon, l'observation suivante :

Observation LXII. — La maison dite Notre-Dame du Refuge, située à Besançon, renferme dans ses vastes locaux trois catégories d'habitants, un couvent, un orphelinat, les filles repenties. Beaucoup d'enfants composent l'orphelinat, placé dans un bâtiment qui n'est séparé que par une cour et un mur de celui des filles repenties. Ce dernier local a également une cour qui contient en son milieu un puisard à odeur souvent infecte, recevant, outre les eaux pluviales, le contenu des fosses d'aisances.

La communauté des religieuses est moins contiguë, un jardin la sépare des deux établissements précédents. L'eau de boisson, celle de la source d'Arcier, seule, abreuve ces trois catégories d'habitants. Pendant plusieurs années, l'établissement des filles repenties était frappé d'endémies typhoïdes très graves, dont les sujets étaient soignés, soit à l'infirmerie, soit à l'hôpital Saint-Jacques. Ces endémies paraissaient régulièrement aux deux saisons vernale et automnale et ensuite pendant le reste de l'année, c'étaient des fièvres muqueuses ou des catarrhes gastro-intestinaux. Or *jamais* de fièvre d'aucune nature ni à l'orphelinat, ni au couvent.

Le puisard méphitique fut détruit il y a 8 ans et, depuis cette époque, *aucune* fièvre ne s'est déclarée dans la maison.

C'est là encore une observation tout à fait probante.

Rappelons que Liebermeister, à l'hôpital de Bâle, a vu se développer des cas intérieurs de fièvre typhoïde chez des serviteurs ou des malades qui n'avaient pu avoir aucune relation directe ou indirecte avec les salles des fiévreux. Cela s'était spécialement observé dans deux salles situées l'une au-dessus de l'autre. On reconnut que ces salles étaient longées par un tuyau en bois qui conduisait au-dessus du toit les gaz de la fosse et que les fissures de ce tuyau laissaient se dégager des émanations dans ces salles.

M. Brouardel a rapporté au Congrès de Vienne, en 1887, qu'à Bruxelles les habitants d'un quartier neuf furent atteints par une épidémie de fièvre typhoïde très sévère. L'enquête démontra que l'infection s'était faite parce que les siphons placés dans les tuyaux de chute, qui devaient intercepter la communication entre l'atmosphère des égouts et les appartements, étaient défectueux. Au Havre, le maire et sa famille avaient été victimes d'une disposition analogue.

Vaughan (Sanitary News, février 1888) cite une épidémie survenant parmi les convicts de la prison de Jackson (Michigan) et dans laquelle les miasmes spécifiques d'un vieil égout furent seuls incriminés. Le bacille fut trouvé par culture sur pomme de terre et la réfection de cet égout fit cesser l'épidémie.

Dans une enquête (1887) sur les épidémies typhiques qui sévissaient à Lorient sur la caserne de l'artillerie de marine, MM. Chantemesse et Brouardel ont reconnu que si l'eau potable était la cause de la maladie, il n'en était pas moins vrai que la deuxième cause de sa propagation fut l'infection de l'air due aux latrines représentées par des tonneaux de bois placés immédiatement sous les fenêtres des salles de la caserne. Dès que ces latrines furent infectées par des déjections spécifiques, elles projetèrent autour d'elles des germes pathogènes. Au premier et au deuxième étages, une fenêtre était plus particulièrement située au-dessus des tinettes : les trois soldats couchés à côté de cette fenêtre aux deux étages furent atteints. Autour d'eux, dans les mêmes chambrées, les victimes de la maladie furent beaucoup plus clairsemées.

On peut rapprocher de ces faits les cas où une épidémie de fièvre typhoïde survient à la suite de vidanges de latrines, et les exemples en sont assez nombreux. Citons les suivants qui nous paraissent probants :

« L'exemple le plus frappant, écrit M. Colin, nous est fourni par la caserne de La Roche-sur-Yon où à deux années précises d'intervalle et successivement sous les yeux de deux observateurs différents, l'épidémie naît brusquement sous la même influence, infection de la caserne par des opérations de vidange d'une exécution lente et imparfaite. C'est d'abord en mai et en juin 1877 : Quand l'épidémie a éclaté, dit M. Boutié, depuis environ un mois on procédait toutes les nuits au curage des lieux d'aisances : et cela par des moyens si lents et imparfaits que pendant toute cette période tous les locaux de la caserne ont été remplis des exhalaisons les plus malsaines. Certains soirs, le dégagement des gaz méphitiques était si violent que, de l'aveu des officiers de service, la caserne devenait véritablement inhabitable.

Puis, c'est en 1879, également au mois de mai et de juin, et voici les paroles de M. Longet : Depuis plusieurs jours et malgré de vives réclamations faites à ce sujet, les vidanges ne s'effectuaient que lentement et successivement, souvent même en plein jour et parfois avec des seaux. Les fosses restaient largement ouvertes, même pendant plusieurs heures, quand les opérations se trouvaient interrompues. D'où une odeur fétide et une cause d'infection profonde par des miasmes putrides ».

Le Dr Quinquaud a rapporté aussi le fait suivant : En 1869, à Philadelphie, une épidémie de fièvre typhoïde se déclare et reste limitée à quatre maisons, devant lesquelles existait une fosse pleine de matières fécales : on la vide et c'est alors qu'apparaissent les premiers cas.

MM. Coustan et Dubrulle racontent ce qui suit :

OBSERVATION LXIII. — Nous avons vu une caserne momentanément encombrée, mais où n'existait pas un cas de fièvre typhoïde, subir vers le 10 septembre 1880 une explosion épidémide d'une rare violence. En quinze jours, 345 hommes sur 600 furent pris d'embarras gastriques fébriles ou de dothiénentérie ; 96 typhiques furent hospitalisés, 20 moururent. Un corps voisin, dans la même caserne, fut également touché, mais moins que le précédent (Chambéry). Le bacille typhique n'était pas encore connu, mais il n'y avait pas un seul cas en ville où l'on buvait la même eau qu'au quartier. Mais on avait vidé, pour la combler, une vieille fosse d'aisances, et le transport des ordures s'était effectué à travers les cours, en plein jour, aux heures chaudes de la journée. La pluie vint brocher sur le tout, délayant ces excréments sur le sol. L'effet fut immédiat ; la vidange n'était pas terminée que nos hommes étaient empoisonnés.

Le germe avait trouvé prise, ajoutent les auteurs, sur nos soldats débilités par les fatigues des grandes manœuvres et la putridité ambiante qui faisait son œuvre depuis plusieurs jours.

Un fait analogue est rapporté par M. Fernet : Un pensionnat de jeunes filles, où l'état sanitaire était excellent, fut brusquement frappé d'une épidémie de fièvre typhoïde. Aucune autre cause ne put être invoquée que le dégagement des miasmes qui s'était fait dans la maison huit jours auparavant, au moment de la vidange de la fosse d'aisances. Cette fosse avait reçu, l'année précédente, les déjections d'une pensionnaire atteinte de dothiénentérie.

M. le Dr Magnant a relaté dans la *Gazette des Hôpitaux* une épidémie qui a éclaté dans des conditions identiques. Les matières enlevées d'une fosse, sans aucune désinfection préalable, avec des seaux ont été transportées ainsi sur un espace de 200 mètres. Vingt-trois jours après, six personnes de la maison sont atteintes. Au premier étage, où sont des bureaux occupés par des employés qui ne couchent ni ne mangent là, mais se servent des mêmes latrines, trois employés sur sept sont tombés malades. Ceux qui ont été épargnés sont justement ceux qui n'ont pas pénétré dans les cabinets d'aisances. Cette épidémie resta bien localisée à cette maison dont l'eau ne peut absolument pas être mise en cause.

Empruntons, pour terminer ce chapitre, quelques faits au Dr Kelsch : Des travaux entrepris par le génie militaire en octobre 1884 pour réparer les latrines du 17e de ligne, à Béziers, déterminèrent une petite épidémie rigoureusement circonscrite au pavillon situé à proximité des fosses. En 1885, une épidémie légère se déclare au 3e chasseurs d'Afrique, à Constantine, dans le bâtiment le plus rapproché des latrines et placé directement sous le vent de celles-ci. En 1883-84, la fièvre typhoïde envahit chaque année à la même date (avril et mai) la caserne d'infanterie de Guéret, pendant l'opération des vidanges. Celle-ci dura plusieurs nuits et fut pratiquée d'une façon tellement défectueuse que la caserne en devenait inhabitable à cause de l'odeur infecte qui pénétrait dans les chambres.

Observation LXIV. — Enfin récemment, une épidémie restreinte quant à ses proportions, mais grave eu égard à sa mortalité, se déclara à l'infirmerie du 22ᵉ dragons, à Sedan, et se localisa exclusivement aux malades qui s'y trouvaient en traitement. L'intégrité de la canalisation des eaux de consommation et la pureté de celles-ci vérifiée par l'analyse biologique, ont fait écarter avec raison l'origine hydrique, rendue d'ailleurs déjà invraisemblable par les étroites limites de l'épidémie. L'infection paraît avoir été causée par les émanations des latrines de l'infirmerie, auxquelles les hommes atteints se trouvaient particulièrement exposés. Ces latrines avaient reçu récemment les déjections d'un malade dont l'affection développée tout d'abord sous le masque de la grippe, avait évolué ultérieurement en dothiénentérie.

Dans tous ces cas, l'air ne doit pas seul être mis en cause : en effet, les matières fécales virulentes, répandues sur le sol des cours, sont transportées dans les habitations par les chaussures. Converties en poussières par la dessiccation, elles sont alors soulevées par les courants d'air, les balayages et mêlées à l'atmosphère respirable des chambres.

L'observation semble donc favorable à l'idée que nous avons émise : le malade, source indirecte de la contagion par l'intermédiaire des latrines, cloaques et égouts devenus foyers secondaires d'infection par les déjections qui y ont été déversées.

La bactériologie n'a pas encore dit grand'chose sur ce sujet : MM. Lassime et Bordas ont institué des séries d'expériences qui semblent prouver que l'air humide est capable de transporter le bacille. Les brouillards seraient particulièrement favorables à ce transport, le bacille étant alors fixé aux gouttelettes de vapeur d'eau « comme la nacelle est suspendue au ballon ».

Ils concluent par contre que l'air sec est impuissant à propager le contage.

Ces expériences sont malheureusement isolées ; il serait utile que ces travaux fussent repris pour détruire ou corroborer définitivement une opinion dont les conséquences pratiques sont d'une importance qui n'échappera à personne.

VII. — *Le malade, source de contagion par l'intermédiaire du sol.*

Ce ne sont pas seulement les fosses et les égouts qui sont susceptibles de devenir des foyers secondaires de contagion. Le sol souillé par les déjections du malade, qu'il soit ou non remué par des travaux de terrassement, est capable lui aussi d'infecter l'homme réceptif.

Si nous attachons de l'importance au sol comme moyen de transmission de la fièvre typhoïde, ce n'est évidemment pas dans le sens où l'entendaient Pettenkofer et ses élèves qui en faisaient le « substrat » nécessaire au microbe pour effectuer ses différentes transformations. Nous le considérons comme un milieu de culture perpétuel pour les bacilles qui se trouvent dans les déjections typhiques qu'on y dépose constamment surtout aux alentours des lieux habités. Malgré toutes les luttes qu'il a à soutenir avec les autres saprophytes vivant à côté de lui, le bacille d'Eberth s'y conserve, prêt à envahir l'organisme humain à la moindre occasion.

Quel moyen emploie-t-il pour cet envahissement : c'est presque toujours encore par l'intermédiaire de l'air.

Le microbe contenu dans la couche superficielle du sol y séjourne plus ou moins longtemps, tant que celle-ci est humide, mais dès que la sécheresse a réduit en poussière cette surface, il est enlevé par le moindre courant d'air, la moindre agitation des couches atmosphériques, avec les particules solides auxquelles il est fixé.

Nous avons des preuves indéniables de ce mode de contagion de la fièvre typhoïde.

OBSERVATION LXV (Langlois). — Du 6 au 20 septembre 1895, la brigade de dragons en garnison à Reims a fait des manœuvres dans les environs de la ville où l'on pratique en grand le système d'épandage, sans désinfection des matières de vidange.

Les terrains traversés par les cavaliers avaient reçu l'engrais humain et n'avaient pas encore subi un labour ; les officiers ont été frappés de l'odeur épouvantable de matières fécales qui s'exhalait dans ces champs, au milieu de la poussière soulevée par les chevaux. Quelques jours après les manœuvres dans ces terrains, les médecins militaires observaient des cas suspects et dès le 20 septembre, c'est-à-dire dans le temps admis pour l'incubation de la fièvre typhoïde, l'épidémie éclatait avec une intensité considérable. En moins de deux mois, les deux régiments de dragons (1600 hommes) fournissaient 111 cas de dothiénentérie, alors que les autres corps de la garnison n'envoyaient à l'hôpital que 6 malades atteints de la même affection, et que la population civile restait absolument indemne. La fréquence des complications du côté des voies respiratoires trahissait le mode de pénétration du germe pathogène.

Le Dr Henrot qui a étudié l'état sanitaire des locaux, l'influence des établissements insalubres du quartier, a démontré que dans l'inspiration de ces poussières résidait bien la cause du mal. L'eau de boisson a été analysée chimiquement et bactériologiquement, ainsi que l'eau des puits qui aurait pu être consommée accidentellement par les hommes dans les débits de boisson du faubourg de la caserne, et elles ont été trouvées pures

L'observation suivante due à MM. Sanglé-Ferrière et Remlinger a beaucoup de points communs avec la précédente.

OBSERVATION LXVI (Résumée). — Le quartier Forgemol, situé aux portes de Tunis, a le triste privilège d'être très souvent visité par la fièvre typhoïde ; mais l'épidémie qui sévit du mois de juillet au mois de décembre 1897 fut particulièrement intéressante à étudier. Elle a présenté les caractères suivants : Localisation au quartier Forgemol ; dans ce quartier même, restriction aux deux escadrons du 4e chasseurs d'Afrique et dans une proportion moindre au 11ᵉ escadron du train. Évolution de l'épidémie en deux fois : première manifestation à marche lente et progressive du 20 juillet au 20 août, sur les trois escadrons simultanément : cessation de l'épidémie à la suite de l'évacuation du quartier. Nouvelle poussée à début brusque du 10 au 15 octobre, strictement limitée au 1ᵉʳ escadron du 4ᵉ chasseurs : cessation définitive de l'épidémie après l'évacuation du quartier par cet escadron. Dans le même quartier, intégrité absolue du peloton hors rang du 4ᵉ chasseurs et des sous-officiers. Intégrité de la compagnie de remonte et de la section d'administration. Intégrité de la population civile de Tunis et des troupes casernées en ville. Contamination au contraire de la population avoisinant le quartier et la petite garnison du Bardo.

Quelle étiologie pouvait rendre compte de toutes les particularités présentées par l'épidémie ?

L'origine hydrique, à laquelle en raison de son importance toute spéciale et de sa fréquence nous attribuions presque de parti pris au début le développement de l'épidémie, a dû être abandonnée définitivement et pour des raisons péremptoires. La ville de Tunis buvait la même eau que le quartier Forgemol et n'avait pas d'épidémie ; dans le quartier même, certains corps avaient eu une immunité complète. L'analyse bactériologique pratiquée au plus fort de l'épidémie, montrait que l'eau prélevée aux différents points du quartier était partout d'excellente qualité. Ce résultat était conforme à celui qui avait été fourni par des analyses précédentes et à celui que devaient donner les analyses ultérieures. L'ébullition de l'eau de boisson fut pratiquée dès le début et les hommes mis dans l'impossibilité de boire d'autre eau que de l'eau bouillie.

Les autres facteurs ordinairement incriminés dans l'étiologie des épidémies de fièvre typhoïde ont été soumis à un contrôle des plus minutieux. Les renseignements qu'ils ont fournis sont absolument négatifs.

L'épandage d'engrais humain, pratiqué dans une propriété voisine du quartier, paraît être la cause première de l'épidémie propagée ensuite dans une certaine mesure par la contagion. A 300 mètres environ du quartier Forgemol, on pratique dans un terrain l'épandage des vidanges provenant des tinettes de l'hôpital du Belvédère et de la compagnie du génie logée à la Kasbah. Le plus souvent ces matières sont laissées telles quelles sur le sol ; or du mois de mai au mois d'octobre 1897, il n'est peut-être pas tombé à Tunis une goutte de pluie. Par contre, des vents chauds et violents n'ont guère cessé pendant cette période de souffler sur le pays. Les conditions ont donc été très favorables pour que les matières fécales fussent desséchées, réduites en poussières et entraînées au loin. Or, à une distance de moins de 500 mètres s'étend le vaste champ de manœuvres du train et des chasseurs, où ceux-ci évoluaient en soulevant d'énormes nuages de poussières. Le quartier Forgemol lui-même pouvait à la rigueur être accessible à ces poussières, aucun obstacle ne s'élevant entre le champ d'épandage et les bâtiments militaires. Remarquons, à ce propos, que les fenêtres de la section d'administration étaient, de par leur orientation, tout à fait inaccessibles à ces poussières, qui pouvaient pénétrer facilement dans les chambrées des autres corps.

À l'intérieur du quartier, la vie sédentaire des hommes du peloton hors rang et de la section d'administration les exposait infiniment moins que les chasseurs et les hommes du train à respirer des poussières nocives. L'immunité de la compagnie de remonte s'explique de la même façon.

Le nombre de cas de dothiénentérie se trouva être, pour chaque corps, proportionnel à son degré de fréquentation du champ de manœuvres. La brusque récidive de l'épidémie, strictement limitée au commencement du mois d'octobre au 1er escadron s'explique par ce fait que dans les quinze jours qui précédèrent, le premier escadron évolua seul sur le terrain, où il exécuta l'école d'escadron.

Enfin, parallèlement à l'épidémie du quartier Forgemol et alors qu'à Tunis la population était indemne, plusieurs cas se sont montrés dans les fermes voisines du champ d'épandage. La morbidité fut de 20 à 25 pour 100.

Les recherches bactériologiques entreprises pour déterminer la cause de l'épidémie ont montré que l'eau prélevée à plusieurs reprises aux différentes bornes-fontaines du quartier Forgemol était d'excellente qualité. Les matières fécales prélevées dans le dépotoir n'ont révélé que des coli types, sans bacille d'Eberth. L'analyse de la terre, prélevée à la surface du terrain d'épandage a montré des bacilles d'Eberth; c'est aussi l'opinion du Pr Vaillard qui les a étudiés en son laboratoire. L'analyse des poussières recueillies soit au quartier, soit sur les feuilles des végétaux entre le terrain d'épandage et le champ de manœuvres n'ont révélé que des coli-bacilles.

Le fait néanmoins que le bacille d'Eberth a été rencontré dans la terre du champ d'épandage est de nature à faire supposer qu'il pouvait être véhiculé au loin par le vent.

Nous avons tenu à citer cette belle observation qui est une preuve à la fois de la contagion par l'air et par la souillure du sol. Elle est très intéressante en ce que, pour la première fois, elle contient le résultat d'examens bactériologiques consciencieusement faits et dont l'importance est capitale dans ce genre de recherches.

Les couches profondes du sol ne sont pas moins dangereuses à l'occasion que celles de la surface. Les germes pathogènes peuvent en effet, être entraînés par la pluie ou les eaux dans la profondeur. A la vérité, le bacille typhique n'y a guère été démontré directement jusqu'à présent : nous ne connaissons que les tentatives infructueuses de Gaffky à Wittenberg et de Fraenkel à Berlin, auxquelles il faut cependant joindre les recherches cette fois couronnées de succès faites par Tryde sur la terre recueillie dans la cour de la caserne de la marine à Copenhague. Les Drs Remlinger et Schneider ont aussi trouvé la bacille d'Eberth dans les matériaux de déblais d'une cour de caserne (Vitré) où s'étaient produits quelques cas de dothiénentérie. Ils l'ont trouvé encore dans quatre échantillons de terre, soit superficielle, soit profonde (un mètre), recueillie dans les cours et les jardins du Val-de-Grâce.

Ces germes pathogènes peuvent être ramenés à la surface du sol par les tranchées et les fouilles nécessitées par les travaux publics. Maintes fois, les bouleversements du terrain urbain ont fait naître la fièvre typhoïde au milieu des groupes fixés dans le voisinage des travaux, comme ils suscitent parfois la malaria et l'ictère.

Ainsi, l'épidémie de Bordeaux, en 1887-88, a été causée par des fouilles faites dans un quartier de la ville pour l'installation des tuyaux du gaz : c'est dans ce quartier que la maladie a sévi le plus fort. L'analyse des eaux, faite par le Dr Blarez, professeur à la Faculté, n'a rien démontré, sinon que les eaux bues par la population bordelaise étaient excellentes. (Lassime.)

Le Dr Kelsch rapporte plusieurs exemples analogues. En 1888, des travaux de terrassement effectués devant la caserne de Neufchâtel, à Reims, en vue de l'établissement d'un égout, furent marqués par une épidémie sévère de fièvre typhoïde, qui vint frapper le 132e de ligne. De l'enquête faite à ce sujet par M. Weill, médecin principal, il résulte que l'eau de consommation de ce régiment, la même que celle de la population civile, était irréprochable, que les latrines ne laissaient rien à désirer, et que le déplacement du sol était la seule circonstance étiologique à assigner à cette épidémie, qui d'ailleurs disparut dès que la tranchée de la rue fut comblée et le sol macadamisé.

Durant les mois d'août, septembre, octobre et novembre 1888, la fièvre typhoïde sévit épidémiquement sur la garnison de Clermont-Ferrand. Elle avait été précédée en juin et juillet par de nombreuses diarrhées qui paraissent en avoir constitué la phase initiale. L'enquête démontra que l'eau potable est restée étrangère à sa genèse. D'une part, en effet, le bacille d'Eberth n'a pu y être constaté, d'autre part l'épidémie a frappé exclusivement deux corps de la garnison sur quatre, bien que tous fissent usage de la même eau de boisson, celle des fontaines de la ville. M. Vigenaud, qui a décrit l'épidémie, pense que l'infection a eu lieu par les poussières du sol depuis longtemps fécalisé, et surtout du sol profondément remué dans les grands travaux de terrassement exécutés pendant l'été. En effet, un fossé long de plus de 100 mètres et profond de 5 avait été creusé en vue de l'établissement d'un égout dans l'avenue de Lyon, au voisinage immédiat des deux casernes habitées par les deux seuls corps éprouvés, le 36e d'artillerie et le 92e d'infanterie.

A la fin des manœuvres de 1889, le 27e bataillon de chasseurs à pied étant venu occuper la nouvelle caserne de Menton, fut atteint tout aussitôt, au milieu d'un état de santé satisfaisant, et à la suite de pluies abondantes, d'une triple épidémie de fièvre typhoïde, de malaria et d'ictère, épidémie qui dura du 15 octobre 1889 au mois d'avril 1890. Le sol sur lequel s'élève la caserne venait d'être profondément remué : 10 000 mètres cubes de terre avaient été déplacés par les travaux de terrassement. L'explosion et l'évolution simultanées de ces trois maladies, dont les deux dernières sont justement attribuées au sol, ne portent-elles pas témoignage en faveur de la communauté de leur foyer d'origine ? Il est du moins certain, d'après l'enquête rigoureuse de M. Franchet, médecin-major, que les facteurs pathogéniques ordinaires de la fièvre typhoïde, tels que la pollution de l'eau, l'encombrement, le surmenage, sont, dans l'espèce, restés étrangers à sa genèse, et que l'infection tellurique demeure en dernière analyse la seule cause à lui assigner.

Que devons-nous conclure de tous ces faits ? Il nous semble bien prouvé que le sol souillé peut jouer à l'égard de la contagion de la maladie le même rôle que le malade lui-même. La seule différence, c'est que son action, en raison de sa surface, s'exerçant sur une grande quantité d'individus, la contagion est plus apparente, la dothiénentérie faisant de plus grands ravages.

PÉNÉTRATION ET ENVAHISSEMENT DE L'ORGANISME PAR LE BACILLE

Par quelle voie s'opère l'infection des sujets sains exposés à la contagion telle que nous l'entendons?

Comme dans toute maladie infectieuse, les portes d'entrée du bacille peuvent être le tégument externe et le tissu cellulaire sous-cutané, le sang, les voies respiratoires et le tube digestif.

Il n'est pas impossible que le microbe typhogène pénètre quelquefois dans l'économie par une solution de continuité de l'enveloppe cutanée, mais l'observation n'a pas encore démontré ce mode d'invasion sur lequel, il faut le dire, l'attention n'a jamais été dirigée.

Nous n'avons pas non plus de preuve à fournir de la pénétration du microbe par le sang directement.

La réelle alternative est entre les voies digestives et les voies respiratoires. On ne songeait qu'à celles-ci autrefois : aujourd'hui les premières tendent à accaparer ce rôle. Nous essaierons de montrer que l'opinion mixte est la seule vraie, le germe pathogène pouvant s'introduire dans l'économie par les deux voies.

Il est évident que c'est par les voies digestives que se fait l'infection, quand les gardes-malades, les infirmiers portent à leur bouche leurs mains non lavées ; ou quand les aliments, les boissons sont souillés par les poussières en suspension dans l'air.

Mais dans les cas nombreux où il n'y a pas eu contact direct avec le malade ou les objets à son usage, où l'on a seulement respiré les poussières provenant de ses déjections, quel que soit du reste le véhicule de ces poussières, il semble plus rationnel d'admettre que l'appareil respiratoire est la voie de pénétration du germe typhique dans l'organisme.

Nous ne parlons pas, bien entendu, du cas où, dans l'acte de l'inspiration, le germe se dépose sur les lèvres, dans la bouche et les fosses nasales, dans le pharynx, cas auquel il est vraisemblablement dégluti.

L'air inspiré peut amener le bacille dans les voies respiratoires ; Straus a démontré que sur 600 bactéries inspirées par le poumon avec l'air atmosphérique, on n'en retrouve que quelques-unes à l'expiration. Celles qui ne sont pas rejetées par les crachats cheminent jusqu'aux dernières ramifications bronchiques ; là le mucus les fixe, les immobilise et le bacille pathogène se développe. Rien ne nous empêche de penser que le bacille d'Eberth se comporte de cette façon. Les globules lymphatiques ou le sang reprennent à la paroi des vésicules le bacille qui y était fixé et le transportent dans toutes les parties du corps ; arrivé au niveau des organes de son choix (partie sous-muqueuse de l'intestin et plaques de Peyer), celui-ci s'arrête et prolifère, infectant de là l'organisme tout entier.

L'anatomie pathologique et l'expérimentation ne nous renseignent pas à vrai dire sur cette façon de se comporter du bacille, mais on peut invoquer en sa faveur un certain nombre de faits que nous allons étudier tout à l'heure. L'argument tiré de la lésion des plaques de Peyer ne contredit pas cette opinion, car l'inoculation aux animaux, par n'importe quelle voie, peau, veine, péritoine, estomac, détermine le gonflement et même l'ulcération des follicules clos et agminés. La pénétration des bacilles par le poumon n'empêcherait pas ces micro-organismes d'aller se multiplier dans l'intestin, si leurs affinités biologiques sont de ce côté. Il serait extraordinaire, d'ailleurs, de voir soulever une objection contre ce mécanisme de l'introduction du germe typhique précisément à propos d'une maladie dont la bronchite et la broncho-pneumonie sont parties intégrantes et l'une des premières manifestations cliniques dans la plupart des cas.

C'est précisément à cause des accidents pulmonaires de la fièvre typhoïde que l'on peut soutenir, dans beaucoup de cas, l'introduction du germe par la voie respiratoire. Écoutons ce que dit M. Kelsch à ce sujet : « Il n'y a pas jusqu'à la fièvre typhoïde qui ne puisse à l'occasion prendre le masque d'une bronchite vulgaire, au moins au début de ses manifestations cliniques ou épidémiques. Les constitutions médicales laissées par les médecins du siècle dernier portent souvent la mention de catarrhes dégénérés en fièvres putrides : la relation entre les premiers et les secondes s'est souvent imposée à l'épidémiologiste. Tous les jours la clinique nous met en présence de ces cas douteux, caractérisés par de la fièvre, de la sibilance des bronches, de la somnolence, cas qui laissent le diagnostic hésitant entre une dothiénentérie légère ou une bronchite sévère, grippale, jusqu'à ce que l'apparition de quelques taches lenticulaires ou de quelque autre symptôme significatif vienne fixer le jugement du médecin. De pareils faits prennent même quelquefois des allures épidémiques. C'est ainsi, entre autres, que l'on peut interpréter la petite épidémie de fièvre rémittente observée à Dunkerque par M. Vezien en juillet 1870 et dans laquelle la bronchite se trouvait associée à un ensemble de symptômes légers, mais suffisamment caractéristiques de la fièvre typhoïde. Peut-être la forme bronchitique de cette dernière est-elle en rapport avec l'absorption du poison morbide par les voies respiratoires, comme la diarrhée initiale semble marquer parfois le début de la dothiénentérie à origine hydrique. »

Le Dr Lépine, de Lyon et avec lui beaucoup de bons auteurs admettent du reste une localisation d'emblée du bacille typhique dans le poumon : ils donnent le nom de pneumo-typhus ou de fièvre typhoïde pneumonique à la maladie.

M. le Dr Richardière, à l'appui de ce que nous avançons, a rapporté un fait de contagion hospitalière survenu pendant l'épidémie de 1894 à l'hôpital de la Charité, et qui ne manque pas d'intérêt :

OBSERVATION LXVII. — La salle de médecine dont j'avais la direction était encombrée de fièvres typhoïdes. Un malade, atteint de syringomyélie, à l'hôpital depuis déjà sept ou huit mois, fut atteint de fièvre typhoïde trois semaines environ après l'entrée des typhiques dans la salle. Ce qu'il y a de très curieux dans ce fait, c'est que ce malade eut une fièvre typhoïde à forme thoracique, sans presque aucun phénomène abdominal, la température fut tout à fait classique. Le malade eut les taches rosées lenticulaires et les manifestations thoraciques consistant en râles sous-crépitants, foyer de souffle tubaire. La maladie dura 4 à 5 semaines, et se termina par la guérison.

Ne doit-on pas admettre, ajoute l'auteur, que dans ce cas de fièvre typhoïde, à forme thoracique, la contagion ait eu lieu par l'air ?

Notre maître, M. le Dr Talamon a également observé, l'an dernier à Bichat un cas du même genre qui nous paraît absolument probant :

OBSERVATION LXVIII. — Il s'agit d'un homme de 32 ans, qui entra dans le service, malade depuis six ou sept jours, avec les signes d'une spléno-pneumonie du côté gauche. Il donnait de sa maladie l'explication suivante : trois semaines avant de tomber malade, il avait vidé et nettoyé un placard dans une chambre où, deux ou trois mois auparavant, un malade avait été soigné pour fièvre typhoïde. Le placard contenait encore des fioles de médicaments et beaucoup de vieux papiers. En outre, dans ce même appartement, un petit garçon de cinq ans était atteint, depuis une quinzaine de jours, de fièvre typhoïde. Mon malade était donc convaincu qu'il avait pris sa maladie en nettoyant le placard suspect.

J'avoue que je ne partageai pas d'abord sa conviction étiologique. Les signes qu'il présentait étaient ceux d'une affection pulmonaire : point de côté, toux, crachats muco-purulents abondants, matité avec absence de murmure vésiculaire et de vibrations vocales. Pas de liquide par une ponction exploratrice. Il n'y avait ni diarrhée, ni taches rosées. Le séro-diagnostic qui ne fut fait, il est vrai, qu'une fois, fut négatif. Je pensai donc plutôt à une poussée aiguë tuberculeuse à forme spléno-pneumonique, bien que l'examen des crachats ne montrât aucun bacille de Koch.

La suite montra, cependant, que c'est le malade qui avait raison. La courbe de sa fièvre est la courbe régulière d'une fièvre typhoïde de trois septénaires aussi typique qu'on peut le souhaiter.

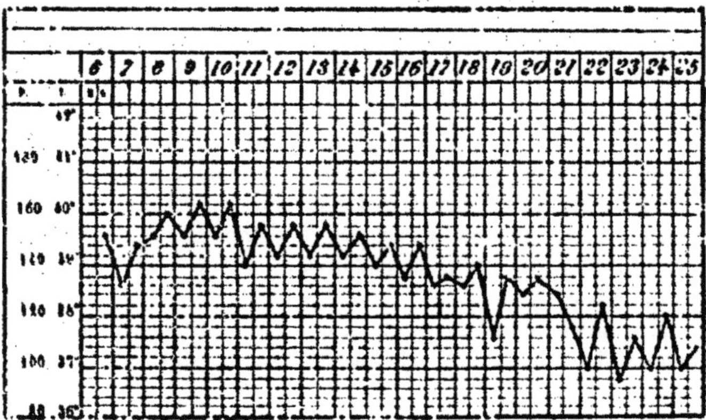

Rien n'y manque, ni la rémission du septième jour, ni les oscillations légèrement rémittentes de la période d'état, ni la défervescence progressive en lysis, qui se termina exactement le vingt et unième jour.

En même temps, les signes physiques pulmonaires qui persistèrent jusqu'à ce moment, s'atténuèrent et disparurent progressivement. Et quand le malade sortit au bout de deux mois, la respiration était normale dans les deux poumons et la guérison complète.

Je n'hésite donc pas à croire, dit M. Talamon, que ce malade a fait une fièvre typhoïde à forme pneumo-pleurétique, car, après la ponction négative du début, une nouvelle ponction exploratrice donna un liquide citrin vers le dixième jour, et que cette fièvre typhoïde respiratoire, il l'a prise, comme il le disait, en inhalant les poussières d'un placard où étaient enfermés depuis longtemps des objets souillés par le contact d'un typhique. C'est à la fois un exemple de la contagion de la dothiénentérie et un exemple de contagion par l'air avec cette particularité que la localisation du bacille typhique s'est faite exclusivement sur l'organe qui a servi de porte d'entrée à l'infection.

Il résulte de tout ce que nous venons de dire que si dans beaucoup de cas, où l'on peut incriminer le contact direct, l'infection s'est faite par les voies digestives, dans beaucoup d'autres (poussières soulevées par les balayages, par les courants d'air) il semble probable et il est rationnel d'admettre que le bacille s'est introduit dans l'économie par les voies respiratoires.

TROISIÈME PARTIE

FRÉQUENCE DE CETTE CONTAGION. — CONDITIONS QUI LA FAVORISENT

De tous les faits exposés précédemment, on peut conclure, nous semble-t-il, que la transmission de la fièvre typhoïde par le malade et le milieu qui l'entoure est plus commune qu'on ne le croit en général. Comme dit Chomel, les exemples de ce mode de contagion se multiplient dès qu'on se donne la peine de les chercher.

Comment se fait-il donc que cette contagion ait été niée pendant si longtemps ?

Il y a plusieurs raisons à cela. Tout d'abord, dans les grandes villes et à Paris en particulier, l'étude rigoureuse de la succession et de l'enchaînement des faits est à peu près impossible. La difficulté de suivre les traces de la maladie s'accroît du défaut de signes propres à caractériser cette affection aux yeux des malades et de leurs proches. Si des indices connus même du peuple, signalent les exanthèmes cutanés, il n'en est pas de même de la fièvre typhoïde. Fréquemment, on n'en peut douter, les lits des hôtels garnis et ceux des logeurs transmettent et propagent la dothiénentérie, et alors dans ce cas d'où viendront les renseignements qui pourraient mettre sur la voie de la contagion ? On ne peut que la soupçonner. Elle se manifeste au contraire souvent et d'une manière frappante, dans les petites localités, qui présentent un champ d'observation plus facile à embrasser dans son ensemble. Ainsi s'explique le désaccord longtemps persistant entre l'opinion des membres de l'Académie et celle que soutenaient la plupart des praticiens de la province, dans leurs rapports sur les épidémies ; c'est ce qui faisait dire à Forget : « J'ai nié la contagion jusqu'à ce que, transporté en province, des faits irréfragables fussent venus me démontrer que la fièvre typhoïde peut affecter les personnes qui séjournaient auprès des malades, » et il ajoute : que ce soit par inoculation ou infection, je l'ignore, le fait est qu'elle se communique.

Une autre raison, c'est que malgré sa tendance à se propager par le malade, la fièvre typhoïde ne peut heureusement pas se comparer sous ce rapport à la variole, à la scarlatine, à la rougeole, Il y a là une différence de degrés qu'il ne faut pas perdre de vue. Elle se montre plus exigeante pour les prédispositions qu'elle réclame de la part des sujets sains auxquels elle se transmet.

Ces conditions qui favorisent la contagion de la fièvre typhoïde ou qui y mettent obstacle et qui, par suite, rendent cette contagion plus ou moins apparente, sont de deux espèces et se rapportent : 1° aux individus; 2° au milieu.

Il est évident que si la maladie est importée au milieu d'individus âgés, habitant une grande ville, elle paraîtra peu contagieuse; les citadins jouissent, en effet, d'une immunité qui tient, abstraction faite de ceux qui ont eu une dothiénentérie confirmée, antérieurement, à ce que la plupart d'entre eux se sont typhisés à petites doses, d'une manière insensible, pendant leur adolescence. Que d'embarras gastriques, que de bronchites fébriles qui correspondent à des fièvres typhoïdes avortées ! Les uns prennent une forte dose de l'agent infectieux et contractent une maladie grave ou mortelle. Les autres n'en absorbent qu'une quantité minime et en éprouvent seulement une indisposition insignifiante. Cette maladie bénigne suffit toutefois pour donner une immunité au moins temporaire, qui pourra devenir ultérieurement permanente par de nouvelles atteintes aussi légères et aussi méconnaissables que la première. D'autre part, on sait que l'immunité acquise par une atteinte grave ou par des atteintes frustes, peut se transmettre en partie des parents aux enfants et que ceux-ci peuvent à leur tour communiquer cette immunité rudimentaire à leur descendance après l'avoir renforcée par des atteintes légères qui ont passé inaperçues. Ces renforcements successifs de ce legs héréditaire d'une génération à l'autre, se traduisent en fin de compte par une diminution très sensible et permanente de la réceptivité des masses pour la dothiénentérie. Cet état est précisément cause que beaucoup de jeunes gens des villes, bien que vivant dans des foyers typhogènes d'une énergie exceptionnelle, ne contractent pas des dothiénentéries assez frustes pour passer inaperçues, mais suffisantes pour supprimer définitivement toute réceptivité chez eux. (Kelsch.)

Si au contraire l'importation de la maladie se fait chez des gens jeunes, habitant la campagne ou en provenant et ne jouissant pas de l'immunité que donne une première attaque, la contagion sera beaucoup plus facile et par suite plus apparente. Quelques germes pathogènes répandus dans l'air suffisent à triompher de la santé de l'homme de la campagne, tandis que l'infection intensive produite par une eau riche en bacilles est nécessaire pour terrasser l'homme de la ville. Nous retrouvons cette tendance à l'extension de la maladie par contagion directe dans l'armée, dont les aptitudes pathologiques touchent de si près à celles des populations rurales. Elle fait comprendre pourquoi les troupes qui tiennent garnison dans nos villes paient toujours à la fièvre typhoïde un tribut plus large que les indigènes, qui ont été silencieusement immunisés.

Ce qui est vrai en dehors de l'hôpital est encore vrai au dedans. Dans les salles des hôpitaux militaires, la plupart des malades et des infirmiers sont aptes par leur âge, par l'absence d'atteinte antérieure et par la non-accoutumance à l'atmosphère des grands centres à contracter la fièvre typhoïde. Au contraire, dans les hôpitaux civils des grandes villes, peu d'organismes se prêtent à son développement : les infirmiers sont des infirmiers de profession ; la plupart des malades sont préservés par leur âge et par l'immunité acquise du fait d'une atteinte antérieure, ou de celui du séjour prolongé dans les foyers où la dothiénentérie est endémique. Quand les circonstances y groupent accidentellement dans une même salle des typhoïdiques et un certain nombre de sujets réceptifs, les cas de contagion s'observent tout aussi bien que dans les hôpitaux militaires.

Remarquons que les maladies les plus manifestement contagieuses ne se comportent pas autrement en cela que la fièvre typhoïde. La rougeole et les oreillons importés dans une réunion d'adultes ayant habité les grandes villes depuis leur enfance paraîtraient peu contagieux, la plupart des personnes jouissant de l'immunité que donne une première atteinte ; au contraire, ces maladies importées au milieu de populations qui, jusque-là, en ont été indemnes, se montreront extrêmement contagieuses, témoin l'épidémie de rougeole des îles Feroë. La variole elle-même semblerait peu contagieuse aujourd'hui, si on ne tenait pas compte de l'immunité que donne la vaccine ; il faut se reporter aux épidémies de variole antérieures à la découverte de la vaccine, et surtout aux épidémies qui furent observées parmi les populations de l'Amérique pour se rendre un compte exact de la facilité terrible avec laquelle se transmettait cette maladie.

Enfin, toutes les causes débilitantes favorisent la contagion de la fièvre typhoïde par le malade, de même qu'elles favorisent son éclosion quand l'eau est la cause de la maladie. Nous ne nous étendrons pas sur ce point qui est presque devenu un lieu commun.

Le milieu dans lequel sont soignés les typhoïdiques exerce aussi une influence manifeste sur la facilité plus ou moins grande avec laquelle se fait la transmission de la maladie. Si la chambre du malade, et à l'hôpital les salles, sont vastes, bien aérées, si les selles sont éloignées sans retard, désinfectées, si les linges salis sont enlevés au fur et à mesure, si les typhoïsants eux-mêmes sont débarrassés avec l'eau tiède et l'éponge de leurs propres souillures, si la literie, les parquets, les ustensiles sont l'objet de soins de propreté méticuleuse, il n'y a place nulle part pour la dessiccation des produits qui renferment les germes; il n'y a aucune occasion de formation de poussières, et, par conséquent, l'atmosphère des malades n'est point dangereuse, la contagion peu redoutable.

L'influence du milieu est donc évidemment beaucoup plus grande sur le germe typhoïdique que sur le virus variolique, par exemple, et c'est là une autre différence entre la contagion de la dothiénentérie et celle des autres maladies contagieuses.

Par cet ensemble des conditions nécessaires à la transmission de la fièvre typhoïde par le malade et le foyer qu'il a créé autour de lui, on peut s'expliquer l'opposition faite par les adversaires de ce mode de propagation.

Leur principal argument est en effet celui-ci : Nous avons une quantité d'observations constatant que des typhoïdiques ont été soignés ou en rapport avec des gens qui n'ont pas contracté la maladie.

Nous pouvons leur répondre d'abord que le nombre de ces personnes qui se mettent en rapport impunément avec les typhoïsants n'est pas aussi grand qu'on pourrait le croire. A-t-on toujours suivi les personnes qui ont eu des rapports avec de tels malades ? Le plus souvent on se borne à constater au bout de quelques jours qu'elles ne présentent aucun indice de maladie. Que d'individus après quinze jours, un mois et même plus, après leur visite au malade sont pris de fièvre typhoïde dont la cause, vu le temps plus ou moins long écoulé entre ces deux faits, est rapportée à la nourriture, à l'eau de boisson.

Une première attaque de dothiénentérie, même fruste, préservant de la maladie, combien d'individus que l'on cite comme s'étant exposés impunément à des rapports avec les typhoïdiques se sont trouvés, peut-être sans s'en douter, dans le même cas, par rapport à cette maladie que les personnes vaccinées avec la variole. Et cependant des faits incontestables montrent que beaucoup de personnes n'ayant jamais été malades s'exposent impunément à de semblables rapports. Nous l'admettons san peine et nous reconnaissons que le nombre en est grand, mais a-t-on pour cela le droit de nier à la fièvre typhoïde tout caractère contagieux. Que de personnes n'ayant jamais été vaccinées, n'ayant pas eu la variole, se sont trouvées en rapport avec des varioleux sans être infectées! Que d'individus n'ayant jamais eu ni la scarlatine, ni la rougeole se sont trouvés en contact avec des malades ayant la scarlatine ou la rougeole sans subir les atteintes du mal! Qui oserait dire cependant que la variole, la scarlatine ou la rougeole ne sont pas des maladies contagieuses? De pareils exemples sont moins nombreux, il est vrai, pour ces diverses affections que pour la fièvre typhoïde.

D'une pareille observation, on ne peut conclure qu'une chose, c'est que la fièvre typhoïde est moins contagieuse que la variole, la rougeole ou la scarlatine, mais on ne peut mettre en doute son principe contagieux, car une maladie, pour être réputée contagieuse, n'a pas besoin de l'être au même titre qu'une autre. Un seul cas de contagion d'une maladie, s'il est indiscutable, suffit pour dire que cette maladie est contagieuse, et toutes les observations qu'on pourra apporter constatant que dans tel ou tel cas la maladie n'a pas été transmise, ne pourront prouver qu'une chose, c'est que cette maladie est peu contagieuse, mais resteront impuissantes, quel que soit leur nombre, à lui enlever ce caractère contagieux. Or, les nombreuses observations que nous avons rapportées et bien d'autres encore de différents auteurs affirment nettement un fait, c'est que le malade est parfois une source de contagion directe ou indirecte de la maladie typhoïde, et des observations purement négatives ne sauront le mettre en doute.

CONCLUSIONS. — PROPHYLAXIE

De l'exposé qui précède nous tirerons les conclusions suivantes :

1° Si l'eau est le mode de transmission de la fièvre typhoïde, le malade n'en est pas moins dans beaucoup de cas une source directe ou indirecte de contagion.

2° Il est une source de contagion non seulement pour ceux qui le soignent, mais aussi pour ceux qui l'approchent ou sont en rapport avec lui, soit dans sa famille, soit parmi les gens qui habitent la même maison ou vivent dans le même village. Il l'est également à l'hôpital.

3° Il est une source de contagion :

Directe : par lui-même et par l'atmosphère qui l'environne ;

Indirecte : *a)* par son linge, sa literie, ses vêtements et en général les objets à son usage ;

b) Par l'habitation qu'il a occupée ;

c) Par l'intermédiaire de tierces personnes qui servent de véhicule au contage qu'elles ont pris au chevet du malade ;

d) Par l'intermédiaire de l'air qui peut transporter la maladie hors du foyer créé par le malade ou ses déjections.

4° Le plus souvent, dans ces cas, l'organisme est envahi par le bacille au niveau de l'arbre aérien, par inspiration de l'air contenant en suspension des poussières spécifiques.

5° Il est difficile de se faire une idée exacte de la fréquence de cette contagion parce que, tout d'abord, on ne rapporte pas à leur véritable cause tous les cas de dothiénentérie ; elle semble pourtant plus commune qu'on est porté à le croire aujourd'hui.

Ce mode de contagion atteint surtout les gens des campagnes et l'armée.

Puisque le malade est susceptible de transmettre, dans certaines conditions, la fièvre typhoïde, il importe de prendre les mesures prophylactiques les plus sévères.

Nous n'avons pas l'intention de nous étendre sur les mesures usitées en pareil cas, désinfection des garde-robes, nettoyage du malade après chaque selle, aération de la chambre, etc., etc. Nous insisterons seulement sur quelques points.

Quand un cas surviendra dans une famille, on fera tout d'abord l'isolement. Cette mesure s'impose; nous avons vu combien facilement l'entourage est contaminé, surtout si la famille contient des individus jeunes, mal portants ou convalescents.

Le ou la garde-malade sera autant que possible une personne ayant déjà eu la dothiénentérie, ou tout au moins d'un âge auquel la réceptivité est beaucoup moindre (au-dessus de trente ans). On lui renouvellera les conseils habituels : savonnage et désinfection soigneuse des mains et des ongles avant de prendre ses repas ; ne jamais manger dans la chambre du malade, porter une blouse par-dessus ses vêtements, se rincer la bouche avec soin deux fois par jour au moins. Si cette mesure était facilement applicable, nous n'hésiterions pas à prescrire le lavage des fosses nasales, malheureusement elle n'est guère possible. Heureux déjà si nous pouvions obtenir les mesures élémentaires de précaution.

La salle où le malade est couché sera ventilée le plus largement possible, tant pour renouveler l'air respirable que pour remplacer par une atmosphère plus pure l'atmosphère chargée de germes qui environne le typhoïsant.

Les linges seront immédiatement plongés dans une solution désinfectante avant d'être donnés au blanchissage.

La literie sera également l'objet de soins d'antisepsie minutieux. Le mieux serait de passer le tout à l'étuve, en ayant soin d'éventrer les matelas. Un four de boulanger peut suffire à la campagne ou dans les pays dépourvus d'étuve à désinfection.

Quant aux objets qui servent au malade, ils ne doivent servir qu'à eux exclusivement ; on fera bien, après la maladie, de les détruire s'ils n'ont que peu de valeur ou de les soumettre également à des nettoyages énergiques.

La chambre sera débarrassée de ses tentures, rideaux et autres superfluités ; elle ne sera jamais balayée, mais lavée avec une solution antiseptique. Les parquets conservant le germe avec la plus grande facilité, on prendra les plus grandes précautions pour les souiller le moins possible. Après la maladie, ce local sera désinfecté, soit avec des vapeurs de soufre ou de formaldéhyde, soit avec des pulvérisations phéniquées ou de sublimé.

A l'hôpital, à moins d'une épidémie intérieure, il est moins utile de faire de l'isolement ; nous avons vu en effet que les malades étaient moins aptes à prendre la maladie, tout au moins dans les hôpitaux civils ; dans les hôpitaux militaires, les malades de l'entourage, au contraire, offrent une très grande réceptivité.

Cependant, à chaque fois qu'on le peut, cet isolement est toujours préférable. Si les typhoïdiques sont réunis dans une salle vaste et bien aérée, leur état ne peut que s'en ressentir favorablement ; ces malades ont en effet besoin de repos, de silence, conditions qu'on ne trouve pas toujours dans les salles communes. Ils sont aussi plus faciles à soigner quand ils sont réunis dans une même salle que quand ils sont dispersés dans tout un service, particulièrement quand on les traite par les bains. La réunion des typhoïdiques dans une salle a seulement pour effet d'augmenter les risques de contagion pour les infirmiers attachés à ce service ; mais, d'une part, ce risque diminue pour les infirmiers attachés aux autres salles et d'autre part on peut choisir comme gardes-malades dans les salles de dothiénentériques des personnes ayant eu la maladie ou qui ont passé l'âge de la réceptivité.

Le nettoyage des salles d'isolement ne s'en fera que mieux,

car on sait combien il est difficile de désinfecter une salle d'hôpital, tout au moins à Paris où l'on a toujours besoin des lits disponibles.

On pourrait prévenir les jeunes gens ou nouveaux venus dans les villes du danger qu'ils courent en rendant visite trop longtemps à leurs amis ou parents atteints de fièvre typhoïde. Combien ont dû en effet remporter le germe d'une simple visite à l'hôpital ?

Les objets dont se servent les malades, thermomètres, canules, bassins, etc., devraient être spécialement et exclusivement affectés à leur usage.

Nous ne parlons pas des linges ni des vêtements qui sont à l'hôpital, toujours désinfectés.

Mais c'est à l'hôpital, moins encore qu'en ville, qu'il faudra se servir du balai. D'après les recherches du Pr Straus, dans une salle de malades contenant habituellement 15 à 20 000 colonies par mètre cube à l'état normal, le nombre de celles-ci s'élève à 233 000 par mètre cube après le balayage, le retapage des oreillers, traversins, édredons. Si l'on songe que presque tous les germes inspirés restent dans l'arbre aérien et qu'un adulte respire 500 litres d'air par heure, on est effrayé de la quantité de germes ainsi absorbés et surpris de ne pas constater une contagion plus grande de toutes les maladies infectieuses.

Les murs seront lavés aussi avec des solutions antiseptiques.

Il est enfin un danger contre lequel il est difficile de prendre des mesures sérieuses, c'est dans le cas du transport du contage par une tierce personne, mais ce cas se produisant rarement dans la fièvre typhoïde, il serait délicat d'assujettir chaque personne qui pénètre auprès du malade à se vêtir d'une blouse, comme pour la scarlatine ou la variole.

Il n'en est pas de même des émanations des fosses d'aisances et des cloaques ; on voit là toute l'importance qu'acquiert la désinfection soigneuse des déjections avant de les déverser dans les latrines ou sur les fumiers.

Pour éviter l'infection par la souillure du sol, il suffit de prendre les mesures édictées par les règlements administratifs qui proscrivent de désinfecter le sol dans certaines conditions, avant d'y faire des fouilles. Les poussières d'épandage étant également dangereuses, il serait à désirer que l'épandage d'engrais humain fût limité aux pays où les pluies sont fréquentes; tout au moins cette pratique ne devrait-elle avoir lieu dans les pays secs que pendant la saison des pluies. Il importe également de ne pas déposer simplement l'engrais à la surface du sol, mais de l'incorporer à la terre. Il serait également prudent d'interdire l'épandage autour des villes, villages, hospices, casernes, etc., dans un rayon qui, théoriquement, devrait varier avec l'intensité moyenne des vents qui soufflent sur la région.

Nous ne pouvons mieux faire, pour terminer ce travail, que de rapporter ces paroles du Pr Laveran : « On s'étonnera peut-être de l'insistance que j'ai mise à rapporter des faits qui démontrent la contagion de la fièvre typhoïde, et on dira ou l'on pensera que j'ai enfoncé une porte ouverte. Je sais fort bien que, dans cet article, je n'ai pas défendu une thèse nouvelle, je sais que la plupart des médecins admettent la contagion de la fièvre typhoïde, mais c'est là d'ordinaire une opinion théorique qui n'influe en rien sur la pratique. La plupart des médecins croient à la contagion de la fièvre typhoïde, soit ; comment donc s'expliquer que l'on prenne si peu de précautions pour prévenir cette contagion ? Pourquoi ce désaccord entre les opinions théoriques et la pratique ? Pourquoi se fait-on un devoir d'isoler un malade atteint de rougeole, tandis qu'on traite dans les salles communes les typhoïdiques ? Cette anomalie ne peut s'expliquer que de la manière suivante: les médecins croient à la contagion de la maladie, mais ils pensent qu'il s'agit là d'un accident rare, d'une exception négligeable. C'est contre cette manière de voir que j'ai tenu à m'inscrire et j'espère avoir prouvé que la transmission par contagion de la fièvre typhoïde est beaucoup plus commune, surtout dans l'armée, que ne l'admettent la plupart des auteurs. Si j'ai réussi à convaincre quelques médecins qu'il était urgent d'isoler les typhoïdiques et de traiter, en un mot, la fièvre typhoïde comme une maladie contagieuse, au même titre que la rougeole ou la variole, j'estimerai que je n'ai pas perdu ma peine ».

INDEX BIBLIOGRAPHIQUE

Alison. — *Archives générales de méd.*, 1880, t. II.
   —   *Gazette hebdomadaire*, 1882, n° 41.
Andt. — *Thèse*, Lille, 1882.
Anglada. — Traité de la contagion, t. I.
Annequin. — *Lyon médical*, 6 février 1898, n° 6.
Antoniu (J.). — *Semaine médicale*, 1898, p. 14.
Arnould (J.). — *Gazette méd. de Paris*, 1875, passim.
   —   *Bulletin méd. du Nord*, 1881, p. 343.
   —   *Annales d'hyg. publ. et de méd. lég.*, 1882, vol. VIII.
   —   Article fièvre typhoïde, in *Dictionnaire Dechambre*.
   —   *Revue sanit. de Bordeaux et de la province*, 1887, n°s 84, 85.
   —   *Académie de méd.*, séance du 12 janvier 1892.
Asselin. — *Thèse*, Paris, 1893-94.
Aubry. — *Thèse*, Bordeaux, 1887-88. Contribution à l'étiologie de la fièvre typhoïde.
Berthet. — *Lyon médical*, 15 décembre 1889, n° 50.
Berthier. — *Thèse*, Paris, 1898-99. La fièvre typhoïde à Troyes.
Billings. — *Medical News*, 26 novembre 1892. Causes de la diffusion de la fièvre typhoïde.
Bonnas. — *Revue générale des sciences pures et appliquées*, 15 mars 1890.
Bourgeois. — *Thèse*, Paris, 1893-94.
Bouchard. — Congrès de Genève, 1877. Séance du 12 septembre. Étiologie de la fièvre typhoïde.
   —   *Thèse*, Paris, 1878. Épidémie de fièvre typhoïde à l'hôpital des Enfants.
Bribosia. — *Bulletin de l'Acad. de Belgique*, 1874, p. 367.
Bretonneau. — *Archives gén. de méd.*, 1829. Notice sur la contagion de la dothiénentérie.

Brouardel. — *Annales d'hyg. publ.*, 1887. Modes de propagation de la fièvre typhoïde.

Brouardel et Chantemesse. — *Annales d'hyg. publ.*, 1887.

Brouardel et Thoinot. — La fièvre typhoïde. Paris, 1895.

Bruce-Lowe. — *Sanitary Record*, février 1886. Cas sporadiques. Étiologie de la fièvre typhoïde.

Bucquoire. — *Thèse*, Paris, 1879. Conditions de développement et moyens de propagation de la fièvre typhoïde.

Budd. — Typhoïd fever.

Bulletin de l'Académie de méd., 1877-1884, passim.

Bulletin de la Société méd. d'Angers, 1890, 2e semestre, p. 93.

Cameron. — *British medical Journal*, 11 juin 1892. Quelques points de l'étiologie de la fièvre typhoïde.

Catrin. — *Gazette hebdom.*, 16 avril 1886, n° 16. Contagion de la fièvre typhoïde.

Chantemesse. — Article fièvre typhoïde, in Traité de médecine de Charcot-Bouchard, t. II.

     — In Traité de pathologie générale de Bouchard, t. II.

Chantemesse et Widal. — *Archives de physiol.*, 1er avril 1887. Bacille et étiologie de la fièvre typhoïde.

Channax. — *Revue d'hygiène*, 1887. Épidémie de fièvre typhoïde à Épinay-sous-Sénart.

Collie. — *British medical Journal*, avril 1885, p. 830. Étiologie de la fièvre typhoïde.

Coustan et Durielle. — *Montpellier médical*, juillet 1891. Étiologie de la fièvre typhoïde.

Coutenot. — La fièvre typhoïde. Besançon, 1891.

Colin (L.). — Traité des maladies épidémiques.

     — *Recueil de mémoires de médecine militaire*, 1877. La fièvre typhoïde dans l'armée.

     — Id., 1882, p. 1.

Dana. — *Recueil de mémoires de médecine militaire*, 1882. Fièvre typhoïde à Nancy.

     — *Arch. de méd. et de pharmacie militaires*, 1886, t. VIII, p. 16.

Deutsche militäraerztliche Zeitschrift, 1875, p. 78. Épidémie de fièvre typhoïde.

Duval. — *Société méd. des hôp.*, séance du 12 juillet 1887.

Davier. — *Thèse*, Lyon, 1886-87. Rechutes dans la fièvre typhoïde.

Daouinai. — *Revue d'hygiène*, 1896, p. 832. Étiologie de la fièvre typhoïde.

Dunville. — *Archives de méd. et de pharm. militaires*, janvier-février 1895.

Dornbülth. — *Deutsche med. Wochenschrift*, 1885, n° 7. Étiologie de la fièvre typhoïde.

Duke. — *New-York med. Journal*, 10 novembre 1894. Dissémination du bacille.

Dumas. — *Gazette hebd. des Sciences méd de Montpellier*, 1882, n° 44.

Fernet. — *Société méd. des hôp.*, séance du 8 octobre 1887.

Féron. — *Journal des connaissances médico-chirurgicales*, 1840, p. 104.

Froidmise. — *Bulletin de l'Acad. de Belgique*, 1893, n° 4.

Gasser. — Les causes de la fièvre typhoïde. Paris, 1892.

Gaultier de Claubry. — *Bull. de l'Acad. de méd.*, 1845, t. X, p. 827.

Gelau. — In *Archives de méd. et de pharm. militaires*, 1887, t. X, p. 390.

Gendron. — *Journal des connaissances médico-chirurgicales*, 1833-1834, p. 227.

Germano. — *Zeitschrift für Hyg.*, 1897. Transmission par l'air.

Gérin-Roze. — *Société méd. des hôp.*, séances des 12 et 26 mars 1886.

Grancher et Deschamps. — *Archives de pathologie expérimentale*, 1889. Bacille de la fièvre typhoïde dans le sol.

Griesinger. — Traité des maladies infectieuses.

Guéneau de Mussy. — Clinique médicale, t. III.

    — Théorie du germe contage (Introduction au livre de Murchison).

Guinon. — *Société méd. des hôp.*, séances des 10 et 17 décembre 1897.

    —   — séance du 15 décembre 1899.

Hauser. — *Thèse*, Paris, 1896-1897. Contribution à l'étiologie de la fièvre typhoïde.

Haushalter. — *Revue méd. de l'Est*, avril 1895. A propos d'une épidémie de fièvre typhoïde.

Homolle. — *Revue des sciences méd. de Hayem*, 1877. La fièvre typhoïde.

    — Article fièvre typhoïde, in *Dictionnaire Jaccoud*.

Joffroy. — *Soc. méd. des hôp.*, séances du 12 mars et du 9 avril 1886.

Jullé. — *Thèse*, Paris, 1893-94. Relation d'une épidémie de fièvre typhoïde.

Kelsch. — Traité des maladies épidémiques. Paris, 1894.

    — *Société méd. des hôp.*, séances des 12 mars et 13 août 1886.

Kuborn. — *Bulletin de l'Acad. de méd. de Belgique*, 1892. Rapport des commissions médicales provinciales.

Langlois. — *Presse médicale,* 4 décembre 1895, n° 63. Épandage et fièvre typhoïde.

Lannois. — *Revue de méd.*, 1893, p. 497. Épilepsie et fièvre typhoïde.

Lardier. — *Bulletin méd. des Vosges,* janvier 1887.

Lassime. — *Thèse,* Paris, 1889-90. Contribution à l'étude de la propagation de la fièvre typhoïde par l'air.

Laveran. — Maladies et épidémies des armées. Paris, 1875.

— *Archives de méd. et de pharm. militaires.* février et novembre 1884.

Lavrand. — *Journal des sciences méd. de Lille,* 29 mars 1889, n° 13. De la contagiosité directe de la fièvre typhoïde.

Le Gendre. — *Thèse,* Paris, 1885-86, p. 123 sqq.

Legry. — Article fièvre typhoïde, in *Manuel de médecine de Debove-Achard,* t. VIII.

Lemoine. — *Revue d'hygiène,* 1892, p. 22. Contagion de la fièvre typhoïde dans les hôpitaux.

Letulle. — *Société méd. des hôpit.,* séance du 13 août 1886.

— *Archives gén. de méd.,* novembre et décembre 1884.

Leuret. — *Archives gén. de méd.,* 1828, p. 161.

Lombard. — *Gazette méd. de Paris,* 1839, p. 138.

Lombard et Fauconnet. — *Gazette médicale de Paris,* 1843, p. 593.

Mac Weeney. — *British medical Journal,* 2 avril 1898. Étiologie de la fièvre typhoïde.

Magnant. — *Gaz. des hôp.,* 1891, n° 19. Relation d'une épidémie de fièvre typhoïde.

Modelski. — *Thèse,* Paris, 1887-88. Divers modes de transmission de la fièvre typhoïde.

Müller. — *Corresp. Blatt. für schweiz. Aerzte,* 1879, n° 2, p. 56.

Murchison. — La fièvre typhoïde. Traduction Lutaud. Paris, 1878.

Netter. — *Société méd. des hôp.,* séance du 17 décembre 1897.

Ollivier. — *Académie de méd.,* séance du 10 juillet 1883.

Parisot. — *Revue méd. de l'Est,* 1882, p. 271. De la contagion de la fièvre typhoïde.

Pauly. — *Revue de méd.,* août 1898. Contagion hospitalière de la fièvre typhoïde.

Peck. — *British medical Journal,* 2 septembre 1899.

Piedvache. — *Mémoires de l'Acad. de méd.,* 1850. Recherches sur la contagion de la fièvre typhoïde.

Quinquaud. — *Revue scientifique,* 1882. La fièvre typhoïde.

Remlinger et Schneider. — *Annales de l'Inst. Pasteur.* janvier 1897.

Rigot. — *Loire médicale*, août 1898.

Rousselot. — *Bulletin méd. des Vosges*, juillet 1890. Deux petites épidémies de fièvre typhoïde à Saint-Dié.

Rueff. — *Gazette méd. de Paris*, 1834, p. 37.

Sanglé-Ferrière et Remlinger. — Communication à l'*Acad. de méd.*, séance du 26 janvier 1897.

—   —   *Revue d'hygiène*, 1898, p. 104. Épidémie de fièvre typhoïde due à l'épandage d'engrais humain.

Saintin. — *Thèse*, Strasbourg, 1860. De la contagion de la fièvre typhoïde.

Sanitary Record, janvier et juin 1881. Contagion de la fièvre typhoïde.

Sicard. — *Semaine méd.*, 20 janvier 1892, n° 4.

Société méd. des hôp., séances des 12, 26 mars, 9 avril et 13 août 1886.

—   séances des 22 juillet et 8 octobre 1887.

—   séances des 10 et 23 décembre 1897.

—   séance du 15 décembre 1899.

Steuer (E.). — Mittheilungen aus der med. klinik in Wurtzburg, t. II.

Talamon. — *Médecine moderne*, 10 janvier 1900, n° 3. Contagion de la fièvre typhoïde.

Thoisien. — *Société méd. des hôp.*, séances des 17 décembre 1897 et 15 décembre 1899.

Tryde et Salmonsen. — *Semaine médicale*, 1885, p. 155. Bacille de la fièvre typhoïde.

Uffelmann. — *Centralblatt für Bakteriologie und Parasitenkunde*, XV, p. 133.

Vaillard. — *Gazette hebdom. de méd. et de chir.*, 20 décembre 1889, n° 51, ou *Société méd. des hôp.*, séance du 13 décembre 1889.

Vallin. — *Gazette hebdomadaire*, 1877, n° 4. Contagion de la fièvre typhoïde.

Vincent. — *Revue d'hygiène*, 1898, p. 230.

Zuber. — *Archives de méd. et de pharm. militaires*, 1884, t. III, p. 127.

CHARTRES. — IMPRIMERIE DURAND, RUE FULBERT

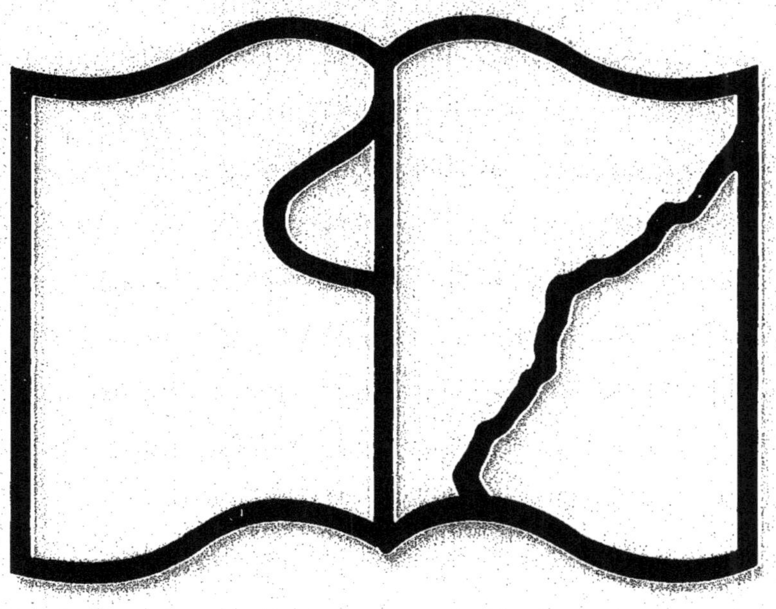

Texte détérioré — reliure défectueuse

NF Z 43-120-11

www.ingramcontent.com/pod-product-compliance
Ingram Content Group UK Ltd.
Pitfield, Milton Keynes, MK11 3LW, UK
UKHW021729090726
13657UKWH00002B/594